大脑保养刻不容缓

［俄］弗拉基米尔·雅科夫列夫·韦纳

［俄］玛丽娜·索伯·潘尼克——著

李杭达／译

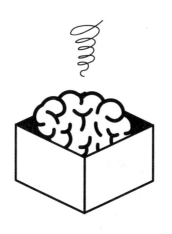

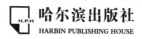

哈尔滨出版社

HARBIN PUBLISHING HOUSE

黑版贸登字08-2021-022号

图书在版编目（CIP）数据

大脑保养刻不容缓 /（俄罗斯）弗拉基米尔·雅科夫
列夫·韦纳，（俄罗斯）玛丽娜·索伯·潘尼克著；李杭
达译. — 哈尔滨：哈尔滨出版社，2021.9
ISBN 978-7-5484-6226-2

Ⅰ.①大… Ⅱ.①弗… ②玛… ③李… Ⅲ.①脑－保
健－普及读物 Ⅳ.①R161.1-49

中国版本图书馆CIP数据核字（2021）第148514号

书　　名：**大脑保养刻不容缓**
DANAO BAOYANG KEBURONGHUAN

- -

作　　者：［俄］弗拉基米尔·雅科夫列夫·韦纳　　［俄］玛丽娜·索伯·潘尼克　著
　　　　　李杭达　译
责任编辑：杨浥新
责任审校：李　战
封面设计：扁　舟

- -

出版发行：哈尔滨出版社（Harbin Publishing House）
社　　址：哈尔滨市香坊区泰山路82－9号　　邮编：150090
经　　销：全国新华书店
印　　刷：北京金特印刷有限责任公司
网　　址：www.hrbcbs.com　　www.mifengniao.com
E-mail：hrbcbs@yeah.net
编辑版权热线：（0451）87900271　87900272

- -

开　　本：880mm×1230mm　　1/32　　印张：8.75　　字数：205千字
版　　次：2021年9月第1版
印　　次：2021年9月第1次印刷
书　　号：ISBN 978-7-5484-6226-2
定　　价：53.00元

- -

凡购本社图书发现印装错误，请与本社印制部联系调换。
服务热线：（0451）87900279

序

我们想从大脑中得到很多东西。

我们想要大脑有过目不忘、快速工作的本领。我们还想要大脑能立刻想起要做的事情。我们想有个积极的心态，让大脑不会想起不愉快的回忆，从而让我们不那么痛苦。我们还想睡个好觉，做个好梦。

我们想要从大脑中得到的东西太多了。但试问，我们又为大脑做了什么呢？

我们是不是真的知道怎样才能让大脑变得更好？大脑靠什么为食？如何才能让大脑获得满足感？

怎样让大脑高兴？怎么让大脑休息？怎么让它平静下来，或者相反，怎么让它兴奋起来？

我们关注皮肤状况，努力让肌肉处于正常负荷状态，还会清理肠道。但是，对我们有重大意义的大脑，却没有得到任何的保养。

虽然大脑是我们身体最重要的器官，但我们对头发花的心思都比对它多上很多。

想要大脑高效工作吗？这就意味着要学会保养它。

这本书回答了如何正确保养大脑的问题，让大脑在我们的有生之年，不论健康疾病、年龄长幼、贫穷富有、欢乐痛苦，都能够忠诚地为我们服务。

了解这一点人类会受益无穷：只有通过大脑，我们才有了快乐、喜悦、欢笑，以及悲伤、痛苦、忧愁和眼泪。特别是通过大脑，我们能够思考、看东西、听声音，并且能对美与丑、好与坏、愉快和不愉快加以区分。因为我们体内的大脑，我们会疯狂，会失去理智，会感到害怕和恐惧。

——希波克拉底，公元前五世纪，医生

作为大脑的主人，我们应该知道哪些关于大脑的知识？

大脑尚未被彻底研究完毕。大脑的潜力也没有完全公之于世。大脑是难以捉摸并且非常复杂的。

这种说法完全正确。哪怕在另外一个星球，另外一个银河系或者另外一个世界，它都不会改变。

但是目前，你还使用着这个尚未被研究清楚的复杂大脑，它全部的潜力还不为人知，可是你的私人生活基本都由它决定了：做什么决定，许什么愿望，或者是有什么样的心情。那么你是不是会有点想弄明白：如何和大脑共存呢？

几百年来，人们对大脑的研究从未间断过。每年人们对大脑的了解都会更进一步。

但是大多数大脑的主人不太会用得上这些理论。

在谷歌中搜索大脑会得到 4400 万条结果，在这些结果中，很多都是在大脑的前面加形容词修饰，比如，积极的，衰老的，科学的，未经测试的，善于证明的，不可靠的，或者只是充斥着大量术语的假消息，中间只夹杂着零星几条理论有可靠性。

那么，在这些理论中，到底什么是对的，什么是错的呢？正确的理论，又会不会过时呢？最重要的是，在你与自己的大脑的特定关系中，可以安全地使用哪些理论呢？

了解大脑工作其实有许多不同的方式，分别是：科学型，研究型，医学型，心理型。

我们决定从广泛适用的角度出发，来创作这本关于大脑的作品。

我们决定回答一个最简单的问题：作为大脑的主人，应该知道哪些关于大脑的知识？我们会用简单的语言来回答这个与每个"大脑的主人"息息相关的问题。

大脑靠什么生存？怎么照顾大脑？大脑在期待什么？怎么正确地理解它？怎么与它建立正常的关系？

大脑是一种工具，复杂的仪器，也是有着巨大潜力的生物机械。

和其他机械一样，它也需要使用说明。

这本书就是大脑的使用说明。

弗拉基米尔·雅科夫列夫·韦纳

玛丽娜·索伯·潘尼克

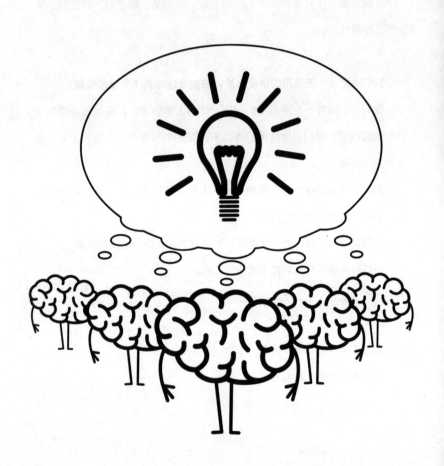

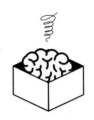

目录

第一章	如何让大脑忘记不愉快的事情？	1
第二章	如何正确唤醒大脑？	9
第三章	怎样让大脑加速运行？	19
第四章	大脑是否有良知？	29
第五章	大脑吃什么？	39
第六章	如果大脑非常想要某种东西，应该怎么做？	49
第七章	怎么知道我们的大脑是男是女呢？	61
第八章	怎么让大脑变得更聪明呢？	69
第九章	我们和大脑哪一个更重要？	81
第十章	大脑害怕什么？	91
第十一章	大脑会变老吗？	99
第十二章	怎么让大脑什么都不忘？	107
第十三章	每个人的大脑是否有区别？	119
第十四章	如何让大脑平静下来？	127
第十五章	可以放松对大脑的监督吗？	137

第十六章	运动对大脑有作用吗?	145
第十七章	大脑爱坐飞机吗?	153
第十八章	大脑喜欢什么颜色?	161
第十九章	大脑是由什么构成的?	169
第二十章	怎么让大脑休息一下?	181
第二十一章	为什么大脑会生产"毒品"呢?	191
第二十二章	大脑的天赋在哪里?	199
第二十三章	大脑可以教会我们什么?	209
第二十四章	大脑怎么为我们选择朋友?	217
第二十五章	如何开启大脑的直觉?	227
第二十六章	如果大脑破坏了你的心情,应该怎么做?	237
第二十七章	为什么大脑要这样欺骗我们?	247
第二十八章	如何让大脑入睡?	257
后记: 关于大脑还有哪些是我们不知道的?		265

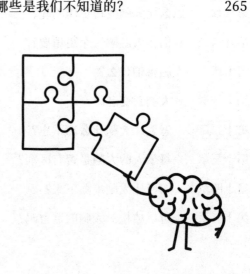

第一章

如何让大脑
忘记不愉快的事情?

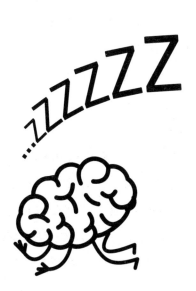

大脑很容易忘记邮箱或银行卡的密码，却拒绝忘记那些令人心痛的回忆。

它强迫我们想起不愉快的事情，还不停地回放这些痛苦给我们，显然，它感受到了某种愉悦。特别是晚上睡觉前和早上刚要醒来，它尤其喜欢用这些不悦来折磨我们。

为什么大脑会忘记有用的信息，留下没用的信息呢？

因为大脑的基本任务是：保证我们的安全。它收集了我们所有的烦恼、问题、痛苦和失落，从而能在将来早点认识并规避掉它们。

大脑很喜欢收集这些烦恼，小心翼翼地保存着，不轻易向我们展示。

大脑会将绝大多数痛苦的回忆保存在我们记忆的积极区域之外，也就是长期记忆的消极区域，平时，我们会很难激活它们。

大脑不能储存小部分回忆，是因为每个回忆里面都有某种无法被大脑解决的矛盾。

这种情况经常发生吗？

是的，几千年前我们的保护机制就建立起来了，当时危险情况的标志相对来说简单一些：

比如，乌云来了，暴风雨就要到了；鸟儿不叫了，旁边可能有猎人。

但是现在生活与以前相比更加复杂，更加混乱。问题的原因越复杂，烦恼和担忧就越多。所以在我们的这些记忆中，经常出现矛盾，它们扰乱我们的大脑，不让大脑把这些回忆储存到消极区域中。

这种回忆扰乱大脑的频率并不比干扰我们本身的频率低。从安全角度来说，大脑如果明确了解会产生的消极结果，在下一次行动前就能提前预警，这对大脑十分重要。

所以大脑不断重现着充满痛苦与矛盾的回忆，久久无法消除它们，除非在它知晓了未来会造成什么样的问题或烦恼。

对大脑来说，搞清楚很重要。所以，当深夜或清晨，从日常生活的琐碎中解脱出来的时候，大脑才有机会将这些回忆抛给我们，希望我们能够消除这些痛苦与矛盾。

总之，大脑让我们频繁想起的这些不愉快的记忆，给大脑本身带来的痛苦并不比给我们带来的少。学会从这些记忆中解脱出来，是我们和大脑的共同利益所在。

为此，有一种专业的遗忘疗法——勒特疗法。它的名字来自希腊神话中的遗忘之河：勒特河[①]，传说中，渡过这条河的亡灵会忘却自己的前世记忆。

所有的勒特疗法都遵循一个简单的原则：为了忘却某事，需要把它清楚地回忆起来。

下一次，当我们的大脑让我们又想起了不愉快的事情，不要反抗，相反，选择一个合适的时机，试着回应大脑的请求，就是不管多么讨厌，也仔细地把不愉快的事情回忆一遍。

请想象你的面前有一台大屏电视。在这个屏幕上你可以把大脑想要想起的不愉快中每一个微小的细节都看得清清楚楚。

你可以在观看的时候按下"暂停"键，看清那张令人厌恶的脸。你可以回放，确认敌人鞋子的颜色或者耳朵的形状。特别请你再听几遍那些深

---

① 勒特河：Lethe。

深伤害到你的话语。

然后关掉声音，像看默片一样把这部自己出演的电影看几遍。

再回到开头，把颜色和声音一起去掉。也许黑白画面看起来比彩色画面更加困难，但请你一定要努力克服。

每晚请你都在这个想象出的屏幕上观看自己出演的电影，让这个活动成为你入睡前的一种习惯。你的回忆越详细，你的入睡就会越平静。

如果你愿意，也可以在大黑板或者白纸上写下这些事情，也可以想象着写，来代替这种观看活动。

最重要的是尽可能详细地回忆这件事情，并多次重复。

日复一日，这个电影，或者这个故事就会变得越来越短，这是一个很好的标志。

这种方法的效果会通过替换结局得到特殊的加强。

对大脑来说，想象和现实没有区别。所以，如果在想象中你用一个积极的结局替换了一个消极的结局，大脑很容易就会就相信了，回忆也会马上失去它原有的意义，因为它已经没有危险了。

那么，如何改变我们那些不愉快回忆的结局呢？最简单的是用幽默，特别是黑色幽默来对待它们。

举个例子，如果你在想象的屏幕上回放自己的故事，那么下一次就请你给这个电影加上一些有意思的细节。

如果无论如何也不能忘掉那个欺负你的人说的话，你可以想象一下他在说话的时候，裤子突然掉了下来，身后露出了一条猪尾巴。

如果你在想象或现实中在纸上写下了自己的故事，你可以把纸揉成团烧掉。当这团纸燃烧的时候，你可以想象要逃避的事情的样子。

比如，那个你想要在记忆中消除的人，他的面孔，他的身形，他的声音还有气味。你可以细细想象他是如何燃烧，如何颤抖，如何烧焦，最后化成灰烬的。

捡起烧成灰烬的纸，把它扔到马桶里。你还可以想象这个人是如何溺水，如何窒息的，还有他从马桶中伸出手，大喊救命的样子……

而这个时候，你要把他冲下去！

这个过程需要重复很多次，每次你都要努力把它从儿童恐怖故事变成更荒谬离奇的恐怖故事。比如，你的敌人浑身着火，手也断掉了，滚到一边。而你正拿着火钩狠狠地打他！然后再把他推到火里……

你可以想一个情景喜剧或风俗喜剧，或者在这个故事中间加入杂耍或者模仿的元素。

重要的是，不要忘记在结局消灭反派角色。你不一定要在物理上消灭他们，也可以在道德上战胜他们。但是这种胜利应该是完全的、绝对的、最终的、最好还是有意思的。

如果你越快把这种不愉快的事情在想象中变成喜剧，那些不愉快的事情对你的影响也会越少。

用这种方式完成的积极想象可以避免一些场景下产生的不愉快回忆。

当你面对未来的时候，你会觉得更加轻松。勒特法有一个有趣的特点：用得越多越有效。

逐渐地，你会毫不费力地忘记你想要忘记的东西。①

如何忘记欺负你，或者给你留下伤害的人呢？

总的来说，最好不要忘记这样的人。大脑会努力保存这些记忆，从而

---

① 勒特法适用于一般的不愉快事件。如果是会造成创伤后障碍的严重伤害，最好找心理医生治疗处理。

提前意识到类似情况，不让它再次发生。

但是，为了能够减少这种回忆带来的痛苦，首先需要清楚地了解，在与这个人的关系中你犯了什么错误？出现问题的原因在哪里？为了不让错误重演，你下一次会怎么做呢？

这会让大脑停止分析，并将关于这件事的回忆发送到长期记忆区域中储存。

下一步就是把这个讨厌的人的回忆从积压的情绪中解脱出来。

想要忘记讨厌的人，最简单同时又能缓解压力的方法是先辈们想出来的：摔盘子。拿一个盘子，在上面画上他的脸，给它起一个你讨厌的名字，然后把它放到墙上。可以用锤子砸碎。注意不要让碎片溅到孩子和小动物身上。

顺便说一句，日本人同压力斗争的历史要比欧洲人久一些。日本人在这方面还取得了许多成果，出现了可以摔餐具的小饭店。据说，经常有一些感情濒临破灭的夫妻去那里，吃过晚饭，摔了盘子就和好了。

所以不要害羞，尽情地摔吧。

如果有用，当然很好。如果没有，可以使用俄罗斯记忆专家所罗门·舍列舍夫斯基研究出的一种简单有效的方法来增强效果。

舍列舍夫斯基法

俄罗斯著名的记忆专家所罗门·舍列舍夫斯基发明了一种忘记无用信息的新奇方法。

舍列舍夫斯基使用助记符演讲，演讲过程中，他记住了许多单词，以及许多不连贯的音节和数字。

在每个演讲会上，舍列舍夫斯基都需要记住很多不同的信息，所以他经常遇到信息过剩的问题。

舍列舍夫斯基能够记住信息，但是不知道如何忘记信息。这时他就发明了一个有效遗忘的方法。

他只是在纸上写下了所有想要忘记的东西。他这样解释道：

"人们写下自己的经历是为了记住它们……我觉得这其实很可笑：既然他写下来了，那就没有必要记得这件事了。

这就是说，如果我写下来了，我就会知道，没有必要记住它了。"

舍列舍夫斯基法效果非常好。当他每次写下什么的时候，很快就会把它忘掉，因为现在记住写下的东西已经没有任何必要了。

下次决定写点东西的时候，请你想一想，以免忘记。

"我们都知道，我们的精神世界受到的伤害并不比我们在物质世界中受到的少。对我们来说，没有回应的爱情比炉中取炭还要痛苦。并且 X 射线研究结果显示，人遭受的生理疼痛和心灵上的痛苦都反应在大脑的同一块区域。"

《大脑如何工作》（*Mapping the mind*，1998 年），克里斯托弗·弗里斯（Christopher Frith），神经生理学家和神经心理学家，伦敦大学学院神经诊断中心（Wellcome Trust Centre for Neuroimaging at University College London）教授。

重要的是，不要忘记在最后结局消灭反派角色。不一定要在物理上消灭他们，也可以在道德上战胜他们。

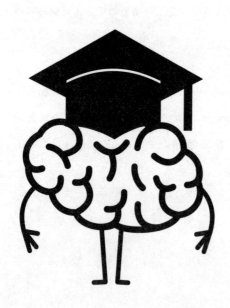

第二章

如何正确
唤醒大脑？

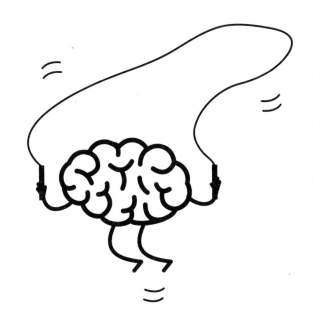

有这样一种观点，黎明时，伴着第一缕阳光唤醒大脑是最好的。早晨醒来，就应该马上开始工作（哪怕是做体操）——自古以来，这都被认为是正确的生活方式。

谚语中也说，上帝保佑起得早的人[①]，早起的鸟儿有虫吃[②]，起得早，走得远[③]……

百灵鸟型的人一直是那些像懒虫和寄生虫一样的猫头鹰型人的榜样，猫头鹰在外面游荡到深夜，睡到中午才醒来。百灵鸟们受到了很多赞誉，猫头鹰们则会深深羞愧，并受到闹钟的惩罚。

其实这也不全是谎言，我们谁没有幻想过早点醒来，好好利用早上的时间呢？

试想一下，早上6点自然醒来，去晨跑，或者花几个小时做瑜伽和冥想，多么美好啊！

但是显然，事实上并没有那么美好。

三十年前，两组美国学者[④]分别发现了昼夜[⑤]节律的"时间基因"。他们证明了，"猫头鹰性"完全不是变化莫测的，而感受到第一缕阳光就醒来，

---

① 俄文谚语：Кто рано встает, тому бог подает.
② 英文谚语：Early bird catches the worm.
③ 俄文谚语：Встанешь раньше, шагнешь дальше.
④ 美国马萨诸塞州布兰迪斯大学（Brandies University）和纽约洛克菲勒大学（Rockefeller University）的研究员。
⑤ "昼夜"（俄语：циркатный）来自于拉丁语（circa），指的是一天24小时左右，昼夜节律是头脑波纹活动和激素再生产，细胞再生和其他生物以24小时周期进行的过程模型。

也完全不是什么优秀品质。

这二者都是我们体内基因程序所形成的。

白天积极的人，也就是具有在白天活跃生物钟的人，他们不会受自己的愿望、教育程度影响，特别重要的是，他们的生物钟也不会遭到重新调节。

简单来说，我们的睡眠时间表，是独一无二的，也是无法改变的，我们只能顺应它的发展。与从父母那里继承头发或眼睛的颜色一样，我们也是从父母那里继承了睡眠时间表。

上述结论是日本研究者在 2001 年提出的。他们发现了睡眠时间表和睡眠阶段都与基因有关。2017 年杰弗理·霍尔、迈克尔·罗斯巴殊、迈克尔·杨发现了控制昼夜节律的分子机制，获得了诺贝尔奖。

但是这首先要归功于查尔斯·达尔文，尽管当时没有人相信他。

现在这一点已经得到了明确的、不可逆的证明：如果想让你的大脑高效工作，你的睡眠时间表就不应该遵循那些谚语中的说法，而应该遵循你自己的生物钟与昼夜节律。

你想让你的大脑高效工作吗？那我们就从最简单的步骤开始：丢掉闹钟。

总的来说，有三种基本的生物钟：

1. 百灵鸟型。这种类型其实是最少的。百灵鸟型的人有天然的早起能力。世界上一共只有 20%~25% 的人属于这种类型。百灵鸟型的活跃高峰是早晨和上午，午后他们的活跃程度开始下降。

2. 猫头鹰型。地球上有一半的人都属于这种类型，猫头鹰型的人睡得晚，起得也晚。他们的活跃时间是傍晚和深夜。如果把他们叫醒，那么他们一上午都会处于"僵尸"状态，或者自动应答机模式。

3. 鸽子型。鸽子型的人起得比百灵鸟型稍微晚一些，睡得比猫头鹰型略早一些。他们一整个白天都处于活跃期。他们没有高峰，也没有低谷。我们中间大概有 30% 的人是这种类型。

那么，怎样才知道你的生物钟属于哪种类型呢？如果你真的不了解，或者还是有疑问，有许多针对生物钟的简单测试。你只要进行一下测试，就会知道你的生物钟究竟是猫头鹰、鸽子，还是百灵鸟了。

同样，你也会知道，你的最佳早餐时间是什么时候。

好莱坞电影的经典开头就是：主人公被闹钟叫醒（特写镜头是早上五点），然后飞快地出门跑步，之后继续他成功的事业，高效地开展脑力劳动。我们不知道电影工作者们大量使用这种场景是为了羞辱那些起得很晚的观众，还是出于闹钟和运动服广告植入的需要。

但其实这一切都是不正确的。早起只对四分之一的电影观众（百灵鸟型）有积极意义。对剩下的所有人都是有害的，这一点在脑力劳动者身上体现得尤为明显。

如果你对天生的头发颜色不满意，很容易就能重新染一个颜色。不喜欢眼睛的颜色的话，戴美瞳也很方便。但是，我们如果不经过特别痛苦的过程，是无法改变睡眠时间表的。

昼夜节律除了影响我们的工作能力之外，还影响着体力和脑力劳动的积极性。研究显示，一些肿瘤和心血管疾病就与昼夜节律被打破有关。

但是打破昼夜节律最大的坏处是破坏了我们大脑的工作。

原因是这样的：对于那些隐藏起来的事物，我们所有人都是某种程度上的控制狂（control-freaks）。在梦中我们无法控制其他的东西，所以我们会认为，在梦中不会发生特别重要的事。这就意味着，如果设个闹钟，现在这一点已经得到了明确的、不可逆的证明：如果想让你的大脑高效工作，你的睡眠时间表就不应该遵循那些谚语中的说法，而是你自己的生物钟与昼夜节律。

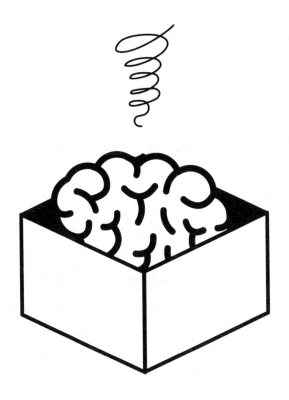

醒得稍微早一点，就可以利用这个本来睡觉的时间做一些有意义的事情。

我们常说，我睡着了，或者是，我醒来了。

其实并不是这样，睡着的不是我们，真正"睡着"的是大脑。或者更精确地说，大脑为了更好地工作，让我们进入到一种称之为"睡眠"的状态中。

整夜大脑都在做着各种各样的事情。

首先，它会开始诊断机体所有的系统。并且如果有必要的话，会开启自我修复机制。

在睡眠中不止会修复神经细胞。各种皮肤损伤（不管是伤口还是烧伤）在晚上的愈合都比在下午更快。

其次，在睡眠中大脑会处理所有白天收到的信息。把信息分门别类整理好，从而分析它们的价值，确定它们的重要性。

我们一天中看到的，听到的，读到的或碰到的东西，都会进入所谓的短期记忆中。用计算机术语来讲，就是可操作区域中。晚上，大脑会将这些数据中的一部分转移到长期记忆中，也就是说，它会覆盖硬盘驱动器上的信息，实现永久保存。并且，它会把新的信息和之前收到的旧信息联系起来。

大脑还删除了各种无用数据，清理了缓存，去除了多余的和不必要的信息（在它看来），以防止内存和神经系统超载。

另外，在睡眠中大脑会加强肌肉记忆。大脑会把人在白天获得的所有运动习惯，比如跳舞，开车，或者打沙袋，从短期记忆变为长期记忆。这就是为什么我们30年没骑自行车之后，坐到自行车上，还能够自信地踩下踏板，这就叫作"肌肉记忆"。这是因为大脑曾经在自己的"硬盘"上记录了腿和脚在踏板上的连续动作，还有我们车把上双手的动作，连最小的细节它都记得一清二楚。

在睡眠中，大脑的工作不只是加工信息、分类数据这么简单。当主人睡着的时候，大脑还会继续写文章，完成剧情创作，给歌词谱曲。

大脑完成这一切都需要时间。这个时间不仅仅是正常意义上的时间，还有按照我们生物钟所安排的时间。

当大脑结束工作的时候，它就会唤醒你。

但如果实在不能没有闹钟的话，应该怎么做呢？

我们可以和它妥协，可是这样我们的大脑就无法很好地工作了。

也可以寻找一种避开闹钟的方法（适合你智力水平的方法）。

如果无论如何也不能避开闹钟的话，请将它的影响降到最低，让它在不干扰你睡眠的条件下叫醒你。

如果一个人从慢波睡眠的时相中醒来，他一整天都会感到昏昏欲睡，十分疲惫。如果从快波睡眠的时相中醒来，他会感到已经完全休息好了，处于一个轻松，充满能量的状态[①]。

从所需睡眠时相中醒来最简单的办法就是买一个智能闹钟。市面上有很多这种闹钟。另外，许多运动手环都有这种功能。智能闹钟不会确定你醒来的时间，但是会调整响铃的时间。可能它与你设置的 5—10—15 分钟不同，但是会精确地定位在快波睡眠时相里。如果能清楚地回忆起梦境的话，你就会感觉十分舒适。

---

① 我们的睡眠不止有一种形式，它由几个周期和两个时相构成：慢波睡眠和快波睡眠。慢波和快波睡眠是严格按照我们大脑一次性建立起来的永久顺序交替进行的。因为大脑本身有清晰的夜间工作规划。例如，大脑可以在慢波睡眠时相中"收拾房间"，也就是进行机体的小型修复，在快波睡眠时相中大脑则会对信息进行分类和分析处理。

如果一个人从慢波睡眠
的时相中醒来，他一整天都
会感到昏昏欲睡，十分疲惫。

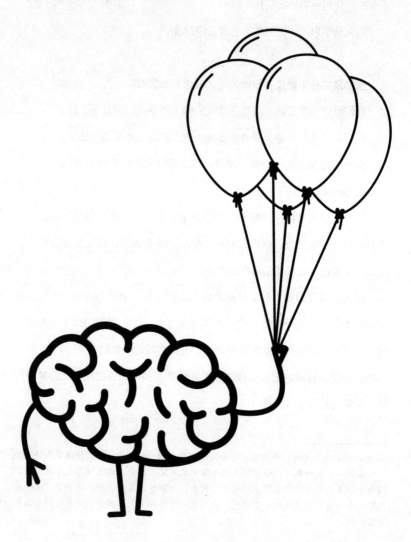

如果两个人一起睡该怎么办呢？一个人醒来的时候，需要叫醒另一个人吗？

这种情况下，如果不能分房间睡，心理学家们会建议他们分床睡。

一些专家相信，同床的夫妻比分床睡的夫妻失眠率要高50%。哪怕他们的昼夜节律很相符，也会产生失眠情况。

那么，如何恢复被打破的昼夜节律呢？

请你确定你究竟属于哪种生物钟，然后使用光线疗法来维持与你生物钟相符的睡眠时间表。

这样做是通过改变光线来保持你的自然睡眠时间表。

把闹钟（当然，首先得需要它）设置到符合生物钟的起床时间，通常这个时间对你是最舒服的。

睡眠中应该一直处于黑暗状态。这可以通过设置遮光窗帘，或者佩戴睡眠眼罩来实现。

醒来之后一整天都应该保证充足的照明。当你的生物钟到了晚上的时候（也就是活跃周期结束时），需要为自己营造出一个"黄昏"的感觉：拉上窗帘，在室内营造出柔和的光线。

当你的生物钟到入睡时间前一两个小时的时候，不要再盯着电视或者电脑屏幕了，但是可以在昏暗的灯光下看一会书。

如果你的卧室很安静，那很好。如果有些吵闹，那么你可以使用防噪工具，让这些噪声的出现与你醒来的时间保持一致。

每天这样进行的话，大概两周左右，昼夜节律恢复才能完成。在这段时间里，严格遵守昼夜光照模式是非常重要的。

如果白天你学习了某个付费课程，比如开车、绘画、英语或其他外语，当天晚上你又因为某种原因彻夜难眠或者睡得很少，那么你这个钱就白花了。

我们的大脑只会在我们睡觉的时候，才能对新知识进行特殊的巩固。简化一下，记忆的过程大概看起来是这样的：睡觉时，白天接收到的新知识会与长期记忆联系起来。这被称作"记忆合并"。而那些没有被合并的记忆都会被大脑直接忘记掉。

所以，结论就是：去睡觉吧！

第三章

怎样让大脑
加速运行？

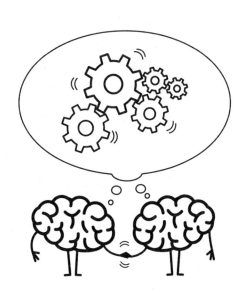

大脑是一种已经进化调整了几百万年的完善机械。但是这并不能说明，我们不可以把它恢复成出厂设置，在那里维修其他东西。

既然可以这么做的话，接下来就是怎么办了。

例如，可以加快处理数据的速度、非睡眠时活跃工作的周期、记忆或者是其他创新能力。

20世纪后半叶，能够让大脑加速运行的物质清单中，出现了毒品，以及加速效果略差的事物，比如酒精、咖啡，还有性爱。

历史上许多学者都是通过精神药物来给自己的大脑加速的。分子生物学家弗朗西斯·克里克和化学家凯利·穆利斯（两位都是诺贝尔奖获得者），神经生理学家约翰·里利，物理学家理查德·费曼都需要靠LSD①来使大脑保持兴奋状态。著名数学家帕尔·埃尔多斯对苯丙胺成瘾。天体物理学家卡尔·萨根吸食大麻。心理分析学家西格蒙德·弗洛伊德和发明家托马斯·爱迪生吸食可卡因。爱迪生还经常喝法国化学家安吉洛·马里亚尼制作的由波尔多葡萄酒和古柯叶提取物混合而成的长生水。

而弗洛伊德更喜欢用传统方法吸食可卡因。他认为，可卡因能够减少吗啡成瘾者的痛苦和对吗啡的依赖性。

作家们在这方面也没有落后。对他们来说，大脑兴奋剂的范围更广。居伊·德·莫泊桑、伊丽莎白·巴雷特·勃朗宁、艾恩·兰德、威廉·伯

---

① LSD：麦角二乙酰胺，致幻剂的一种。

劳斯^①都吸食毒品。霍夫曼、埃德加·爱伦·坡、叶赛宁、欧内斯特·海明威和保罗·魏尔伦^②都是酗酒者。魏尔伦喝的是更像毒品的苦艾酒。奥诺雷·德·巴尔扎克是咖啡成瘾者，他一天要喝50杯咖啡。而拜伦则是性瘾患者。众所周知，他在威尼斯生活的一年里就引诱了250名女性和男性。匈牙利天才数学家帕尔·埃尔多斯是一个工作狂，他一天可以工作20个小时，但他是靠安非他命^③撑下来的。1979年的一天，埃尔多斯和一个同事打赌，一个月不用兴奋剂，赌注是500美元。埃尔多斯赢了赌约，但作为一名数学家他却输了，因为在这30天里他一个新的观点也想不出来。

安非他命最早由罗马尼亚化学家拉扎尔·埃德良于1887年合成出来，至今仍被广泛用作心理兴奋剂，商标名为阿黛勒（Adderol）。

还有一种被称为利他林^④的效果类似的配剂。

阿黛勒和利他林被用于治疗有注意力缺陷的儿童。但是事实上，这些药剂的"主要"用户是学生和创作行业的从业者。

近15年来，阿黛勒的使用和销售在全世界增长了3000%。仅在2010年的美国就开出了1800万个有阿黛勒的处方。

由于会使人成瘾，利他林和阿黛勒都属于危险药品。在这层意义上，它们与20世纪初人类已知的其他让大脑兴奋的方法没有太大区别。

从可卡因到安非他命，所有短时起效的兴奋剂，其益处都是有限的，坏处却是无限的。另外，大脑很快会适应兴奋剂，但之后如果没有兴奋剂

---

① 莫泊桑：法国作家，勃朗宁：英国诗人，艾恩·兰德：美国作家，威廉·伯劳斯：美国作家。

② 霍夫曼：德国作家，埃德加·爱伦·坡：美国作家，叶赛宁：俄国诗人，欧内斯特·海明威：美国作家，保罗·魏尔伦：法国诗人。

③ 安非他命：一种精神类药物，易成瘾。

④ 利他林（Ritalin）的有效成分为哌醋甲酯，在结构上类似于苯丙胺，但作用较弱。

大脑是一种进化调整了几百万年的
完善机械。

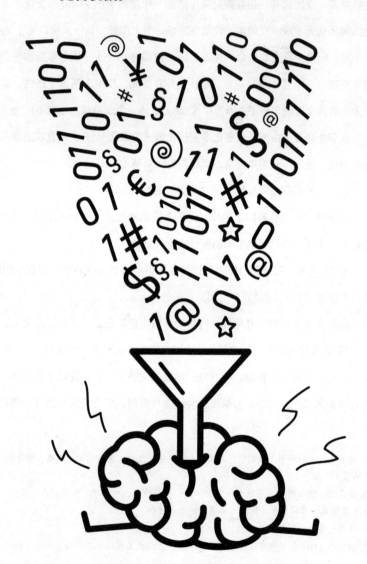

的话，它会拒绝工作。

大脑兴奋剂领域的安全化变革发生在 1963 年，但是最开始并没有人注意到这一变革的发生。

当时，比利时 UCB Pharma 制药厂的两位生物化学家 K. 吉乌尔格阿和 V. 斯孔季亚合成了一种名为吡乙酰胺的新型精神药物来治疗大脑的各种疾病。

十年来，吡乙酰胺被试用于治疗阿尔茨海默病、中风、健忘症和其他疾病。它曾经还被确定为治疗晕船的药物，但是实际上没有任何疗效，也不会缓解晕船症状。

但是在实验研究过程中，使用吡乙酰胺的志愿者身上无意间出现了完全不同的特性。原来，它能够改善认知能力，增强记忆力和学习能力，也就是精神兴奋剂并没有表现出消极作用。

药剂制造者吉乌尔格阿提出了用于表达类似提高智力药剂的新术语，名为"聪明药"。这个词源于希腊语中的"noos"——"智力，思维"和"tropos"——"改变"。

继吡乙酰胺后，又出现了十五种不同的合成聪明药。它们都能够在某种程度上提高记忆力、反应速度，增强分析力和创造力，而且不会引起任何生理或者心理上的成瘾现象。

聪明药是如何生效的？它们怎样让大脑跑得更快，跳得更高，连续几天不睡觉也不会疲惫？

大脑所有的活动都是神经元间信号交换的结果。这些信号像电线中的电流一样，通过神经元突起（轴突）传递。信号传递，确切地说，是电化学脉冲，是依靠特殊中介——神经传递介质进行的。这些具有生物活性的化学物质有肾上腺素，多巴胺，5-羟色胺，牛磺酸，甘氨酸等。

聪明药会促进整个大脑的化学过程的进行，加强神经递质的作用，使神经元间的信号传递速度加快，从而加快大脑工作的速度。

所有的聪明药都会沿储存路线而发挥作用。也就是说，吃了一片药你不能马上就成为天才。人至少需要一周时间来吸收它们。

有弱效聪明药，也有强效聪明药，也有和麻醉药很相似的无害聪明药。

最安全的聪明药是经典的吡乙酰胺[①]。但是它在大脑中会储存很久，其药效要在一个月之后才会显示出来。

现在见效最快的聪明药是莫达非尼。它的效果实际上是瞬发的，不会让人好几个晚上睡不着觉也能高效工作。但是，它有许多副作用和禁忌症。另外大脑对它的反应与对可卡因类似，都是需要使用好几天后才会产生幻觉，就像角落中悄悄生长的蘑菇一样。当然，这种情况除了莫达非尼之外，脑力高负荷时的睡眠不足也是元凶之一。

考试期间，最受俄罗斯学生欢迎的聪明药是苯酚。苯酚曾经被视为是宇航员的吡乙酰胺。但是苯酚的缺点在于，它会令人烦躁，而且会对大脑产生完全相反的效果——服用之后人可能睡上一天，还会产生类似宿醉的不适症状。

相对安全且足够有效的化学兴奋剂是丙二酸。

是的，它就是许多运动员都为之疯狂的米屈肼[②]。

它不止会提升手和脚的工作能力，还会加快大脑的运行。同时起到保护心脏，减轻压力的作用。

它还被开给心脏病患者和处于戒酒状态的酗酒者。

那么米屈肼是如何对那些既不是冰球运动员，也不是酗酒者，也不是

---

① 吡乙酰胺：英语：nootropil。

② 米屈肼：兴奋剂的一种。

心脏病者的普通人起效呢？使用 500 毫克标准量米屈肼的话，你可以轻松地工作一天，头脑会十分清楚，不会感到昏昏欲睡。一半量的话，你能够维持 16 个小时的正常工作。确实，米屈肼会让人难以入睡。但是早上并不会出现所谓的宿醉综合征。

存在化学药剂的某种替代品吗？

答案是肯定的。从药用植物中提取的植物聪明药可以替代化学药剂。效果最好的是从银杏叶中提取的制剂。其次是以积雪草（Gotu Kola）为基础的印度草药制剂，还有假马齿苋和南非醉茄（印度人参），以及玫瑰红景天、五味子、长春花、刺五加、牡丹、瓜拉纳等的提取物。

银杏制剂药效虽然好，但是不能立即见效。它们的疗效需要不断积累才能体现出来。

积雪草是一种疗效好，见效快的兴奋剂。它能够缓解头痛，促进伤口愈合。它经常在外科手术后使用。但是有一点，它的用量很难计算。尤其是当你决定不再使用胶囊和药剂，而是自己泡茶让大脑兴奋起来的时候。搞错一点剂量可能就会让你睡上一整天。这种镇静效果与强力的安眠药不相上下。

哪种饮料对大脑的兴奋作用更好，咖啡还是茶？

茶和咖啡都不是兴奋剂。咖啡因不会影响我们的工作效率。

喝咖啡或者喝茶都会引起神经系统的短时兴奋。但如果你将咖啡因与茶氨酸[①] 共同食用，即喝掉一杯黑咖啡（相当于 50 毫克咖啡因），然后立

---

① 茶氨酸：L-Theanine，茶叶中特有的游离氨基酸。

我们以为，我们可以一边开车一边讲电话，其实这是一种错觉。

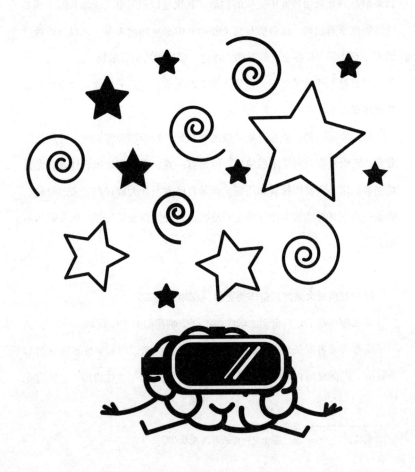

即喝 2 杯绿茶（相当于 100 毫克 L- 硫氨酸），则会有增强注意力，提高逻辑思维和处理视觉信息的速度的效果。

大脑的极限是什么速度呢？

保持平衡饮食，多吃维生素，规律运动和正确选择聪明药能够平均提高大脑 25%~50% 的效率。

但是，有时好好睡一觉就可以达成这种目标了。

我们的意识属于单任务机制，在错综复杂的条件下，我们的大脑在意识水平上只能在一个单位时间内控制一件事。[①]

如果有两三件事情的话，大脑会使用专门的方法去完成它们，因为它不能同时做几件事情，大脑会飞快地重新启动，从一个任务跳到另一个任务然后再返回。

这就给我们造成了一种大脑可以一下子完成几种任务的错觉。但是实际上大脑坚持的原则是：一个单位时间内只处理一件事情。它只会在任务中快速交替，而不会同时处理几个任务。

所以显然，开车时发短信或者打电话是非常危险的。

我们会以为，我们可以一边开车一边讲电话，其实这是一种错觉。我们时而在开车，时而在讲电话。为了能够同时做两件事情，大脑会不断地从一件事情跳跃到另一件事情上。

当我们在交谈的时候，我们没有开车，也没有注意车道。当我们开车

---

① 这个结论是由几个实验共同证明的。其中一个实验是 2013 年范德比尔特大学（Vanderbilt University）的美国心理学家进行的。以及 2010 年法国国家健康与医学研究所（Inserm）的神经科学家进行的研究。

的时候，我们也不会很好地接收谈话的内容。

当然，这些转换每秒都在发生，而且这种转换过程通常只需要几秒钟就可以实现。

第四章

大脑是否
有良知?

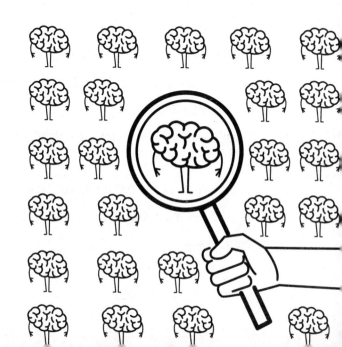

2005 年美国诉讼程序中发生了一件改变了整个美国司法系统的案例。17 岁的克里斯托弗·西蒙斯（Christopher Simmons）被指控犯有谋杀罪，而他的律师成功地证明，有罪的不是这个少年，而是他的大脑。律师使用了磁共振图证明，辩护人的残忍和冲动是大脑天生的特点。

现在类似的辩护技术被应用于美国 5% 的庭审中。还有一个全新的能够处理此类案件的法理学领域，它被称为神经法学。

我们的大脑中存在道德中心，它控制着我们长久以来的社会行为。但最近几年的研究表明，现实中大量"坏的"和"好的"性格特点不只是教育的结果，还是大脑工作特征的体现。

传统上认为，人只有智慧或愚蠢的这一类特点是由大脑参数决定的。所有剩余的特点都是我们的选择，是我们自主意志的表现。是由我们自己决定做什么，自己决定展示某些品质，并由我们自身采取行动来体现它们。

但是事实并非如此。

贪婪和慷慨，良心和无耻，自私和无私，自满和进取，谦虚和骄傲——这些特点的表现不是你自由选择的结果，而是你大脑的典型特征。它们和聪明或者愚蠢是一样的。

尤其是最近被牛津大学的神经生理学家们发现的"良知"，也是这样的。

我们的良知，位于眉毛正上方的大脑额叶中，是神经组织的两个球形凝块。每个人的良知大小都不同。有人的良知像豌豆那么大，而有人的良知要更大一些。

尤其是最近被牛津大学的神经生理学家们发现的良知，也是这样的。

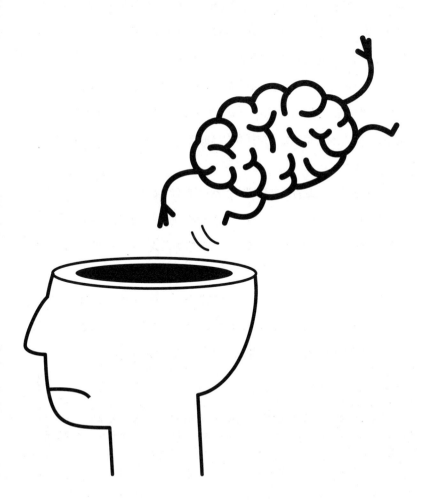

良知越大，这个人就越有良心。

只有人类有良知器官。其他的高级灵长类动物都在某种程度上放弃了良知。可是，动物和人不同，它们不会说谎。也许正是因为这一点，所以它们完全不需要这个像豌豆一样大小的良知。

骄傲的情况也类似。很明显，骄傲是基因的特性。骄傲的"载体"是一种叫作 CaM-kII 的基因。根据美国著名生物学家约翰·麦地那（John Medina）的说法，这种基因会使我们傲慢自大。有一些这类基因的携带者会变得更加狂妄，其他这类基因的携带者自尊心会增强。

瑞士学者通过实验发现了大脑中的自私区域。[1]

这个实验非常简单。专家把参加实验的大学生志愿者们分成两人一组，他们可以交流，但是不能看到对方。然后，其中一个学生会被偷偷给一笔钱，专家们会让他们自主选择和自己的搭档分这笔钱，或者不分。

在实验中，会通过磁共振图来控制参加者的反应。

我们清楚地知道，大脑的哪一区域负责利己主义和利他主义。[2] 这个区域活动较少的学生，他们要么完全不分给别人钱，要么把很大一部分钱留给自己。

麻木不仁，缺乏同情心的性格也并非全部是教育的结果，而是会受到大脑工作的特性或右脑工作变化的影响。某个假说中称，迟钝是由基因决定的，是遗传的，和女性大脑相比，更常见于男性的大脑中。

---

① 此次发现是由巴塞尔大学（University of Basel）和苏黎世大学（University of Zurich）的专家研究小组在托马斯·鲍姆加特纳（Thomas Baumgartner）的领导下共同完成的。

② 这一区域指背外侧前额叶。

所以下次有人跟你说："你这个人真的很迟钝！"的时候，别着急。这不是在侮辱你，而是一种对你基因组成细节的描述。

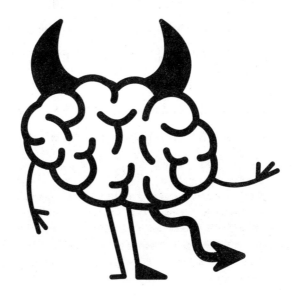

所以下次有人跟你说"你这个人真的很迟钝！"的时候，别着急。这不是在侮辱你，而是一种对你基因组成细节的描述。

贪婪也是一样。它虽然不靠基因传递，但是和迟钝一样，它不只是人自由选择的表现，还是大脑工作特征的表达。

许多研究者都做过对贪婪机制的研究。[①] 他们发现，吝啬和热情的积累过程是非常复杂的，我们大脑的许多部分都会介入其中，当有机会保存或者增加某种状态时，贪婪的大脑会产生类似于药物中毒的感觉，令人难以抗拒。

但是贪婪机制不止与满足中心的运行有关，还与厌恶中心的工作有关。

在宾夕法尼亚卡内基梅隆大学的研究过程中[②]，专家们首先向实验参与者们展示了畅销商品的图片，然后展示了它们的价格表。在这个过程中，用磁共振技术扫描他们的大脑。

实验发现，商品价格表刺激了大脑的厌恶中心，如果我们感觉得到的话，其实这种刺激和我们闻到的令人讨厌的气味是相同的。

简单来说，为了完成必要的要求，需要克服价格引起的生理厌恶。

懒惰是天主教中的七宗罪之一。但实际上它只是一种大脑的生理特点，而不是人自由选择的结果。

懒惰是直接由大脑结构决定的。懒惰的大脑中前运动皮层的神经连接较弱。这会花费更长的时间来考虑或者计划行动，行动消耗的能量也

---

① 贪婪现象在里昂认知神经病学中心（Lyon Neuroscience Research Center）和纽约大学（New York University）得到了积极研究。对有极度吝啬和堆积倾向的病症——梅西综合征（Messie-Syndrom）有所研究的加利福尼亚大学（University of California）和艾奥瓦大学（University of Iowa）也参与了研究工作。
② 这一实验由卡内基梅隆大学（Carnegie Mellon University）的乔治·列文斯坦组织举行。有1.3万名志愿者参与了该次实验。

会更多。

所以懒惰的人都努力在任何需要生理活跃的事情上尽可能花费较少的能量，以便能保证大脑的正常工作。对他们来说，即使是考虑和计划行动，也要花费大量能量，最后留给行动本身的能量也就不多了。[①]

攻击倾向和愤怒能力是由基因传递的。愤怒基因是我们从祖先那里继承下来的。在古代，攻击倾向和愤怒能力是非常宝贵的特点和十分重要的"遗产"。但是，随着时间发展，人类负责降低攻击性的大脑前部区域也逐渐发展起来。

一个家庭中，有的人身上的攻击性基因已完全消失，有的人看起来弱小，容易受到控制，但是有的人身上的愤怒和攻击性基因还是和原来一样强大。

当愤怒基因占据了你的大脑时，会发生什么呢？或者，如果你的大脑会变得贪婪，充满野心，冷酷无情，狂妄自大的时候，会变成什么样呢？

在这种情况下，只有一个秘方，就是：你的大脑并不是你本身，而是一种处在你命令下的最复杂的工具。但是否遵守它的建议，是你自己的权利。

豌豆大小的良知是每个人都有的器官。

当一个人说谎的时候，他的大脑里会发生什么呢？

这个问题被伦敦大学和杜克大学的学者们深入研究。神经生理学学者

---

① 这一主题的实验是由牛津大学（University of Oxford）的瓦莱丽·鲍妮尔（Valerie Bonelle）、桑杰·马诺（Sanjay Manohar）、吉姆·贝伦斯（Tim Behrens）和马苏德·侯赛因（Masud Hussein）在 2015 年进行的。实验主题为行为冷漠现象。

说谎时，杏仁核会产生不适的反应。

这种情况我们称之为内疚。

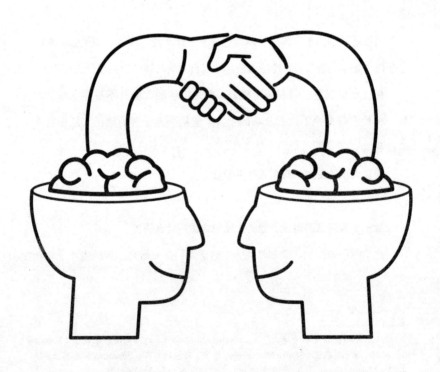

塔利·沙罗负责领导这项工作。[1]

研究显示，人在说谎的时候，会引起大脑中心之一的杏仁核的不良反应。杏仁核对谎言起反应时，会导致说谎人有特别的不适感。这种情况我们称之为内疚。

不适感限制了谎言的规模。但是如果人总是说谎，杏仁核对谎言的敏感度也会下降。

参与研究的学者的尼尔·加勒特对此解释道："如果你进到一个烟雾缭绕的建筑里面，你马上就能意识到建筑充满着烟雾，但是要过一点时间你才会闻到气味，过很久才能不注意它。对谎言的态度也是一样的。"

尽管感觉不适，人也会继续说谎，但是随着所允许的程度和频率的增加以及羞耻心的逐渐丢失，谎言引起的不适会越来越少。

令人惊奇的是，这种机制是同幸存系统连接在一起的。我们的大脑能够适应负面条件。在寒冷中待得越久，感受到的疼痛会越少。经常处在压力之中，意识到压力的情况会变得更少。

这种机制和谎言的工作原理是一样的。越经常说谎，越容易说谎。我们认为，随着时代的发展，原则上来说经常说谎的人不会再区别真实和假象，因为杏仁核已经完全适应了谎言的存在。

---

[1] 研究在 2016 年进行，结果被公布在《自然神经科学》（Nature Neuroscience）杂志上。

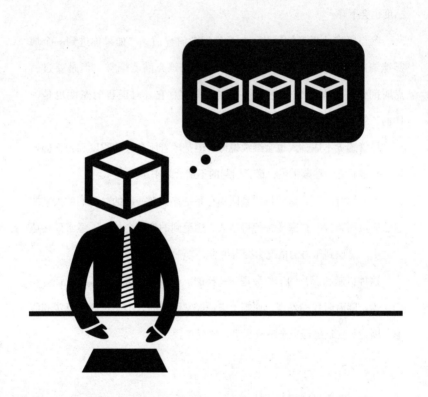

第五章

大脑吃什么？

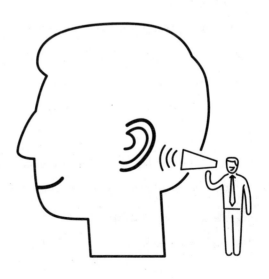

世界上第一位"饮食营养学家"是一名长老会牧师，名叫西尔维斯特·格雷厄姆。19世纪30年代初，在仔细地研究了亚当和夏娃在伊甸园中的生活方式后，格雷厄姆发现亚当和夏娃患有维生素缺乏症。因为在伊甸园中缺少蛋白质、维生素 B_{12} 和维生素 D。

格雷厄姆认为，亚当和夏娃患有维生素缺乏症，所以他们无法永生。他自制了一种食谱，来对伊甸园的饮食取长补短。

他将素食和奶酪直接混合在一起，不进行任何加工，他把这种菜式叫作"伊甸园"。现在只需要解决面包的问题就可以了。格雷厄姆认为，新鲜的面包会增强性欲，不能食用，如果吃了，就与伊甸园的理念背道而驰了。

所以格雷厄姆发明了一种替代物：全麦饼干，他认为这种饼干绝对不会增强性欲。

虽然现在看来这是非常可笑的，但是格雷厄姆的伊甸园食谱很快就流行起来，而且他在其中加入了正确的生活方式，并且将它们转化成了一个直到今天可能依然存在的整体系统。但是格雷厄姆在这种系统的禁忌中加入了"手淫"、性爱和说谎，这使伊甸园饮食的追随者急剧减少，到最后完全消失了。

确实，直到今天我们还认为全麦饼干对健康是有好处的。

从格雷厄姆时代开始，各种饮食的种类增加了1000多倍。其中一些是瘦身食品，另外一些是保健食品。这些食品中没有任何一种是大脑不需要的，不符合大脑要求的。

格雷厄姆在禁忌单中加入了"手淫"、性爱和说谎，这使得伊甸园饮食的追随者急剧减少，最后完全消失了。

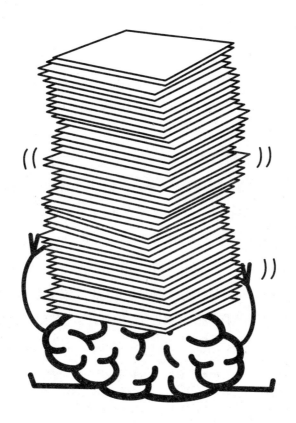

如果我们的大脑可以自动"打开冰箱",从里面拿出它喜欢的东西,它会在巧克力上涂猪油。因为大脑最喜欢的就是油脂和甜品。

也就是脂肪和碳水化合物。

我们的大脑与脂肪有着很密切的联系。大脑的 60% 是由脂肪物质,也就是类脂化合物组成的,剩下的 40% 是由蛋白质和水组成的。

脂肪会保证大脑乃至整个身体的能量储备。大脑会使用快速碳水化合物[①]来满足自己当前的需求。大脑会吃掉很多东西,因为它是人体最消耗能量的部分。大脑的重量占人体的 2%~3%,消耗的能量则是全部机体的 1/5。

想减肥的话——就多思考吧!

除了脂肪和碳水,大脑还需要蛋白质。大脑最喜欢核桃[②]中的蛋白质。

进入机体之后,蛋白质会分解成氨基酸,由氨基酸合成传递神经冲动的神经递质。所以,大脑细胞之间可以通过神经递质互相作用,并且能够向整个人体内部传递信号。

只有蛋白质,脂肪,碳水化合物三者结合到一起才能够保证大脑全力工作。没有蛋白质,大脑会感觉疲惫,很难集中精力。没有脂肪,大脑无法保证人体的热导率。没有碳水化合物,就没有获取能量的燃料。

这就是大脑会讨厌我们所谓的减肥食品,尤其是单一饮食的原因。这样的饮食方式减少了大脑全力工作的可能性。

大脑不喜欢低脂食品和糖替代品也是由于这个。想一想,每次你在商店里对 0.2% 和 7% 脂肪含量的酸奶进行选择的时候,大脑会害怕得想罢工。

---

① 例如,糖和蜂蜜,甜食和奶油制品,碳酸饮料,白面包,披萨,啤酒。快速碳水化合物有高血糖指数,它们会迅速提高血液中的葡萄糖含量。
② 因为这种植物蛋白与动物蛋白不同,非常容易吸收。

当你往茶里面放了两片甜味药片来代替糖或者蜂蜜，大脑可能会悲伤得哭起来，还可能会向你求饶。

你不相信吗？可是事实就是如此。

我们的好心情是由一种被称为"幸福激素"的特殊激素——血清素提供的。大脑为了生产血清素，需要一种称为"色氨酸"的氨基酸。我们只能从食物中摄取色氨酸。奶酪、红鱼子酱和红鱼、坚果、葵花籽、巧克力①中的色氨酸最多，如果我们把这些食物从自己的食谱中去掉，大脑就不会产生血清素了，我们的好心情也就消失了。

除了好心情，离开我们的还有良好的睡眠。因为睡眠激素——褪黑素的合成也需要色氨酸。

另外，我们也失去了清晰的思路。

去年在英国进行了这样一项实验：参与者分成两组，一组严格控制饮食，一组不限饮食。结果显示，控制饮食组的思维活动平均降低了30%。

休斯敦营养诊所主任 J. 福雷斯特博士在最近的文章中这样写道："完全戒掉碳水的饮食或者是单一的节食性饮食……坚持这种饮食的话，人在第三天的时候就会注意力不集中，思维能力下降。"

大脑不想失去清晰的思路，所以它会启动自我保护机制。

当你处于单一类的饮食状态时，大脑不会袖手旁观，也不会对它被给予的食物置之不理。它会展开自救，使用一切方法把食物传递给自己和整个身体。

首先大脑会保护储存的脂肪。它开始释放饱受不良饮食折磨的、少得可怜的皮下脂肪。为此，大脑会启动类似延缓物质交换过程的机制。大脑

---

① 比较参考：100 克奶酪中平均有 700 毫克色氨酸，100 克水果和蔬菜中有 15 — 20 毫克色氨酸。人体每日需要 250 毫克色氨酸。

会放缓高达 30% 的卡路里燃烧速度。这样大脑就可以在节食完全结束前，省下足够的能量，然后……

然后大脑就会完全解放自己！医学研究数据显示，98% 的人在回到正常生活，放开饮食之后，体重会比原来增加。因为一旦饮食不佳，大脑就会报复性地积累储备。并且，脂肪不会在整个身体上平均增加，而会在腹腔内靠近内脏的位置增加。

大脑不喜欢挨饿和受苦（谁喜欢呢？）。但是它非常擅长对某种食物的替代品做出回应。它喜欢逐步用快速碳水化合物代替大量的脂肪的饮食方式。简单来说，大脑喜欢有益的食物。

我们的大脑有时会在这里产生分歧。

想让大脑变得理智的话，就特别要根据自然价值确定食品，客观评价活性物质、卡路里、维生素、微量元素、类黄酮、酶和其他有用成分的含量。

我们通常不依靠意识，而是依靠潮流，权威和"专家"的意见。

请你回忆一下各种关于胆固醇、转基因生物和致癌物的可怕消息，它们会让我们严格限制自己和大脑，直到有一天我们才发现：那些恐怖故事只是客观存在的而已。

你知道有一些食物会从有害的变成有益的，或者从有益的变成有害的吗？近三十年来，这样的食物有咖啡、巧克力、黄油、低脂酸奶、爆米花、马卡龙、油脂等等。

还好现在已经没有人会从有益食品的名单中把油性鱼、红酒或黄油去掉了。而葵花子、巧克力和爆米花还有待商榷。

蛋白质、脂肪和碳水化合物是大脑正常运行必需的物质，但仅有它们是不够的，大脑还需要维生素。

大脑非常喜欢可以增强记忆力的维生素A。维生素A能够从鱼类脂肪、蛋黄、奶油或黄油中获得。不想吃油性食物的话也没关系，吃胡萝卜也可以吸取维生素A。它里面的维生素A含量虽然不多，但人体可以从它含有的β-胡萝卜素中提取维生素A。

需要吃多少胡萝卜才能获得一日份的维生素呢？几块就可以了。只是不要生吃！大脑不会忍受对它的这种愚弄的。

生胡萝卜（或者胡萝卜汁）中的β-胡萝卜素不能转变为维生素A。当我们生吃胡萝卜，或者喝胡萝卜汁的时候，β-胡萝卜素就是从一种水介质（胡萝卜自己的细胞）进入到另一种水介质中（我们的胃肠道），没有任何吸收就离开了我们。为了让身体能够吸收胡萝卜素，将它转化为维生素A，需要另外一种溶剂——油脂，以及热处理。

每天的两个胡萝卜需要炖或煮沸，然后与植物油或任何其他油脂一起食用。

这么食用胡萝卜的话，我保证你的大脑会感到十分幸福。

另外，大脑也特别需要B族维生素。它们能让大脑保持年轻活力，保持反应速度。它们所在的食物我们也无法直接生吃。所有的谷物和豆类，所有的肉制品，所有的鸡蛋、土豆、菜花都含有丰富的B族维生素。但是这些食物我们只有在锅里做熟了才能吃。

全麦面包也是如此，全麦面包被认为是最完整的B族维生素来源。其实，它只在进烤箱之前才是B族维生素真正的来源。进烤箱之后，它就不会有任何的维生素了。

那应该怎么办呢？可以用种子、坚果、奶酪、奶渣、花生、或小麦芽[①]来喂饱大脑。这些食物都富含维生素 B，并且不需要热处理，所以大脑能够完全吸收和保存所有的维生素。

如果你问你的大脑，有哪些关于维生素的错觉对它伤害最大，大脑一定会不假思索地回答：是水果、蔬菜给我们造成的维生素错觉。

其实，从各种证据来看，这种说法有一半是正确的。水果和蔬菜确实含有大量的维生素。但是这只限于它们还挂在树枝上，或者从园子里长出来没多久的时候。

蔬菜中的维生素在切开两个小时之后就会开始减少，两天后则会完全消失。储存一个月后，它们的维生素含量会减少 30%。

但是如果你采下充满维生素的新鲜水果，然后直接将它们吃掉，几乎不会产生任何效果。由于蔬菜和水果中的维生素可溶于水，我们的身体不会储存它们。那些你采摘下来的新鲜水果和蔬菜中的维生素很快就会从身体中排出了。

从上述关于维生素的描述中，我们可以获得这样的结论：在现代生活中，特别是你住在城市里的话，想要从自然食物中获取维生素是不太现实的。这可能只会在伊甸园中实现，而且效果不是很好。

为了给大脑提供天然维生素，你需要大量的时间和金钱。所以，简单又不遭罪的方法，就是去药房买一包正规的复合维生素片，每天和奥米伽[②]一起服用。

大脑需要的只是一个胶囊。

也许，还有巧克力中的一点脂肪。

---

① 小麦芽：发芽的小麦种子。

② 即 Omega-3，一种对健康有许多益处的脂肪酸。

如果所有类型的节食都对大脑有害的话，那么如何与肥胖斗争呢？

最有效的节食方法就是：少吃一半。这种方式叫作长寿节食法。大多数的长寿老人都是这么吃饭的。就是吃所有想吃的东西，什么也不拒绝。但是，吃得少一些。

哪种维生素更有效，是药物维生素还是天然食品中的维生素？

由于维生素会被热处理破坏或储存破坏，从食物中获取维生素是一个艰难的过程。另外还需要对食物进行仔细挑选。

所以，虽然从食物中摄取维生素比从药物中摄取更好，大多数的医生还是建议我们不要选择用饮食来蒙骗自己，认为我们的身体中已经有了所有的维生素，我们只需要一年365天，每天吃一片维生素片就可以了。在此之前你要了解的是，你是否对药物维生素中所含的食品染色剂和添加剂过敏。

如果大脑开始需要某种食物，应该怎么做呢？

听从它的意见，给它需要的食物。这可能是因为它用来构建组织或者修复细胞的材料不够了。通常，一产生某种缺陷，大脑就会发出信号——所以我们就会产生想喝一杯可可，吃香蕉或者嗑瓜子的强烈冲动。那到底是哪里需要瓜子呢？哪里都需要，因为它可以补充机体里缺少的重要活性物质、维生素和微量元素。当然，除了酒精之外，大脑会需要它已经沉迷的那些食品。听说过奶酪成瘾吗？巧克力成瘾呢？那你知道人会对哪种食品产生最强烈的依赖吗？美国麻醉学研究院的研究结果显示，人对比萨的依赖是最强的。那么，如何将任性的要求和真正的需求区别开呢？在任性的时候，大脑有很强的规律性。而对某事真正的需求总是时不时地突然出现。还有一个标志：如果你对自己想吃什么东西这个念头感到惊讶，平时就不要注意它，把它看成必要的一个事情。

大脑一定会把什么样的食物列入自己的菜单里呢？

它一定每天都会吃巧克力、核桃、葵花子、黄油、鱼肉、奶渣、奶酪，还有小麦芽。

你会因为食物变得愚蠢，这种说法一点也不夸张。学者们通过一系列严谨的研究确认了许多食物都对大脑工作有消极影响。法国国家科研署（ANR）与瑞奇医疗基金会（Fondation pour la Recherche Medicale）2018 年公布的研究报告显示："长时间维持蛋白质含量较低的饮食会对健康造成严重的危害，同时也会损害我们的大脑，加快大脑皮层的萎缩。"

之前科学家们也进行过类似的实验。2006 年，佛罗里达大学（University of Florida）老龄化研究所艾米·德克斯（Amie J. Dirks）和克莉丝汀·吕温堡（Christiaan Leeuwenburgh）的研究显示，低热量饮食会损害大脑的认知功能和精神状态。

彭宁顿生物医学科研中心也得出了类似的结论。中心主任埃里克·拉武森（Eric Ravussin）和他的同事林恩·M.雷德曼（Linn M. Redman）证实了低热量饮食与脑功能恶化之间的联系。

第六章

如果大脑非常想要某种东西，应该怎么做？

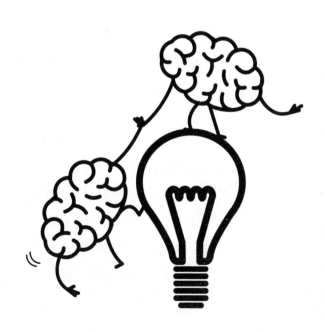

工程师亚历山大·佩尔泽的离奇经历可以看成一个儿童恐怖故事。

一天,佩尔泽做了一场噩梦,梦中他摔到了井底。井底坐着一个蓬头垢面的老女人,看到佩尔泽,她就开始尖叫:"把蜘蛛吃掉!"

佩尔泽醒来后头疼得很厉害。从那天起,他的生活开始变得一塌糊涂。白天佩尔泽总犯头疼,吃什么药都不管用。到晚上,他又不断梦到那口井和那个大叫着"吃掉蜘蛛"的老女人。

佩尔泽去看心理医生了,但是什么病都没有检查出来。几个月后,他做出了一个十分疯狂的决定:真的抓了一个活蜘蛛吃掉了。

吃掉蜘蛛后,一切都结束了,从那时起,佩尔泽的头痛和噩梦都完全停止了。

这个故事当然是一个极端情况。但是,换个角度讲,我们谁在小时候没嚼过冰柱,没嚼过焦油和粉笔,没从活着的蚂蚁中提取过甲酸呢。

欲望是大脑和你交流的一种形式。虽然有时它们看上去很奇怪,但是大脑从来都没有想过要折磨我们。

我们想要喝水、吃饭、睡觉、跑步,想要坐下什么也不做,想要去海边度假,想要马上瘦下来——大脑提出的这些要求都是有理有据的。

可是,这个原因与我们自己想象出来的完全不同。

大脑所有的欲望可以分成两组:饮食性和非饮食性。

饮食性欲望非常好理解。大脑会观察所有身体托付给它的系统的状态:监控它们的物质交换,水盐平衡和神经系统的压力。

并且,大脑会表达对自己所缺的物质的欲望。当大脑突然十分想吃甜的、咸的、辣的、苦的食物的时候，应该怎么办呢？

那就去吃这样的东西吧。但为了避免犯愚蠢的错误，首先请读一下这本书的第五章《大脑吃什么？》吧。

当谈到大脑的非饮食性强迫欲望时，情况就更加复杂了。

如果你突然十分想要一条新裙子，或者想重新把房子里的家具换一遍，或者突然想减肥，突然想去一个别的国家，想马上买一台新车的时候，该怎么做呢？

有时这些愿望是有实际原因的，但是大多数情况并不是这样。大脑很容易就会想要新衣服，哪怕衣柜里已经塞满了旧衣服。或者，就算没有任何实际的必要性，大脑也会想要新的车子。

缺少实际需求绝对不会让大脑停止渴求不必要的东西。

想一想的话，其实很奇怪。为什么大脑会坚定地想要一点用途都没有的东西呢？其实，这种需求实际上是存在的，只是我们不理解它罢了。

大脑的欲望看上去眼花缭乱，永无止境，但其实并不是这样。

如果不考虑饮食的话，大脑一共有 15 种欲望。

美国心理学家史蒂文·赖斯 [1] 在 1998 年编写了一张大脑基本欲望的清单。

这就是大脑除了饮食之外的欲望清单 [2]。

---

[1] 史蒂文·赖斯（Steven Reiss）对超过 6000 名不同民族和不同专业的参与者进行试验，分析并总结了威廉·詹姆斯（William James）、威廉·麦克杜格尔（William McDougall）和亚伯拉罕·马斯洛（Abraham Maslow）的类似研究结果后，得出了这个清单。

[2] 为了避免出现翻译时无法回避的意义转化问题，在括号中标明了史蒂文·赖斯（Steven Reiss）所使用的英文名称。

◆ 认可（acceptance）

◆ 好奇心（curiosity）

◆ 家庭（family）

◆ 浪漫（romance）

◆ 荣誉（honour）

◆ 理想主义（idealism）

◆ 独立性（independence）

◆ 秩序（order）

◆ 身体积极性（physical activity）

◆ 权力（power）

◆ 节约（saving）

◆ 社交（social contact）

◆ 地位（status）

◆ 安宁（tranquillity）

◆ 复仇（vengeance）

这个清单已经足够了。大脑不会再想要其他的东西了。大脑的欲望就局限在这个范围内。其余所有无限的"想"和"特别想"，只是对它们的不同解释而已。

生活中，同一愿望的强烈程度可以根据对其他事情不同的态度而变化。另外，这也取决于你的大脑。有的大脑更喜欢交流，有的大脑则更喜欢权力，还有些大脑会倾向于身体积极性。

但是这个清单本身不会有任何改变，只有强度在改变。

换句话说，你大脑的欲望只不过是赖斯清单中 15 个基本欲望的一张欲望是大脑和你交流的一种形式。虽然有时它们看上去很奇怪，但是大脑从来都没有想过要折磨我们。

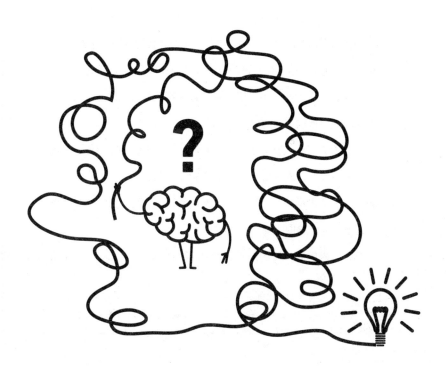

"面具"而已。①

所以，在完成大脑的非饮食性欲望之前，最好先弄明白，你的大脑实际缺少什么。也就是要知道，你大脑坚决要求实现的愿望是这 15 个基本非饮食性欲望里哪一个的表现。

而做到这件事并不总是很容易的。

举个例子，"想减肥"，是对认可、赞扬的需要，是受欢迎的需要，也是融入群体、寻找共同话题的需要。这是生存机制的一部分，因为人是群居动物。一个人难以获得食物和热量，不能保证安全，也无法抵御敌人的入侵。群居能够保证群体中的成员分担你的困难和问题。但是为了有集体归属感，你需要符合特定的要求，其中当然包括外形要求。

如果你想减肥，这通常意味着，你很孤独，或者你害怕一个人，你没有归属感，也不受欢迎。你害怕周围的人对你的困难或问题漠不关心。

所有与买新东西、昂贵的东西和没用的东西相关的欲望，比如买新车，买贵衣服之类，它们不是与舒适有关，而是与地位有关。如果你的大脑突然固执地需要新的、贵的、不需要的东西，试着反思一下你的生活，弄明白你认为你的社会地位不够的原因。

这可能是因为有些人破坏了你的自我评价，也可能是因为你尝试向某人证明你自己的价值，或者出于某种原因你低估了自己。

而想要马上或者尽快去另外一个城市或者国家的欲望通常与现实条件无关，只是出于对宁静的需要。

对安全又宁静的庇护所的需要是人类的绝对基本需求之一。这里指的

① 史蒂文·赖斯（Steven Reiss）的作品《我是谁？成就人生的16种基本欲望》（Who Am I？ The 16 basic desires that motivate our actions and define our personalities.）一经上市，大受欢迎。

你大脑的欲望只不过是赖斯清单中
15 个基本欲望的一张"面具"而已。

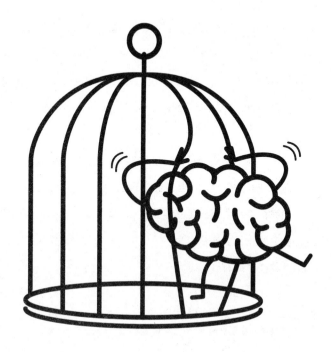

是物理场所，即房间、房子、办公室等任何一个你能感到处于完全保护中的地方，在这里你不会担心自己的生理或者心理安全，所以能够保持一个宁静的状态。

如果出于某些内部或外部的原因，这样的地方消失了，或者这个庇护所不再安全了，大脑就会用一个已经使用了几千年的、古老却可靠的方法来解决这个问题：如果原来的洞穴变得不安全了，就需要马上搬到另外的地方，在那里找到一个新的安全的洞穴。

所以别急着搬家。受外界条件影响，搬到另外一个国家很容易打破你的宁静。

首先问问自己，有没有其他花费更少的办法来保证你可以在那里和在"庇护所"里一样感到完全安全。

现在我们通常处于一种持续可见的状态中，在任何一个时刻我们都会收到警报，比如令人不爽的短信提示，或者即时通信软件中的坏消息等等。

这种安全的"地方"也可以是时间：一小时，一天，或者几天，当你关掉所有的通信工具，就没有任何人能够打扰你了。这虽然不是以前那种被乱石挡住的洞穴，但也很有效。

有说法称，欲望是不可能被完全满足的，因为刚满足了一个欲望，下一个欲望马上就会产生。但其实并不是这样。

当我们不再尝试满足基本欲望①，而开始试着满足表面的欲望时，不饱症就会发作了。这是因为，满足大脑的各种表面欲望并不能使它们背后的基本欲望得到满足。

---

① 此处为赖斯清单中的 15 个基本欲望之一，下同。

如果是有关地位的话，买新裙子是不会解决这个情况的。几天过后，失望的大脑就会想要一些其他的东西，它会希望下一个更新、更贵、更没什么用的东西能最终解决它的问题。

如果你缺少密切沟通和认可，那么不管多瘦，也不会解决这个问题的。

但是如果你从大脑的基本欲望出发，并能够专注于它，不饱症就会很快消失。

有趣的是，赖斯的 15 个基本欲望中没有性欲。这是因为，赖斯把性欲视为浪漫的一种表现。他也把审美愉悦归到这个类别里面，其中包括想要欣赏美，比如欣赏艺术作品，聆听优美的音乐等。

所以下一次，你十分想要做爱的时候，试着去逛逛博物馆，听听音乐会，这种感觉可能就会消失，当然也可以见一见与你出于相同原因欣赏美的人。

欲望常常会改变。那怎么知道你真正想要的是什么呢？

这件事确实会发生。存在所谓的"强迫性"欲望，你想要成为和某人相似的人，或者得到周边人的认可，或者符合某种社会思维定式。"强迫性欲望"的实现通常不是很容易，并且，它的结果不会带来任何愉悦感，只会带来失望和气愤。

如何把真正的愿望和"强迫症"区别开来呢？

让我们做一个简单的测试吧。想象一下，如果你拥有一切：梦想的房子，豪华的车子，账户里有一亿美元。你已经去过了世界的一半地方，帮助了所有的亲戚，向所有的慈善基金会进行了慷慨的援助。想完了吗？好了，现在问问自己，在这种情况下你还会有那种欲望吗？

如果是的话，请你严肃对待它。也许，这是你真心想要的。

你还可以使用其他几个检查方法。

当你在考虑欲望实现这个问题的时候，你的意识中是否出现了很多次"但是"？比如，我想要这样，"但它太贵了"，或者"但其实不需要"，或者"但我的丈夫/妻子/朋友可能不喜欢"。

许多与常见的思维定式相反的"但是"就意味着，其实你大概不想要你认为的那个东西。而且你的大脑也在寻找无法实现那些不真实欲望的原因。

如果你的思维直接接受了相反的方向，并且，你要考虑为了实现自己的愿望会放弃什么，那就是个很好的标志，因为它是对欲望的深度和真实性的确认。

另外，还有一种很好的检查方式。经常审视自己，思考一下自己的欲望，你会想起那些已经实现这个欲望的人吗？你是否经常想：这个人也有，那个人也有，为什么我没有呢？如果你的思维接受了这个方向，这个欲望是强迫性欲望的可能性就是非常大的。

最后，还有一个没有被科学研究证明，却被生活经验多次证实过的可靠标志。为了检测自己欲望的真实性，试着去实现它。如果在实现它的过程中持续不断地遇见困难、问题和障碍，那么你很可能正在努力取得你其实不需要的东西。

2000 年初，心理学家理查德·威斯曼（Richard Wiseman）在赫特福德大学（University of Hertfordshire）进行了一系列实验，来确认成功是什么。

有 400 人参与了这个实验。其中一半人认为自己是"成功的"，而另外一半人认为自己是"不成功的"。

威斯曼的一个实验让实验对象数报纸里的插图。"不成功"的人花了大概 2 分钟数插图。"成功"的人大多数花了几秒钟就把报纸还回来了，因为他们发现在报纸的第二页有一个实验组织者事先放上去的通知。通知里面这样写道："别数了，一共有 43 张图"。

不成功的人大多没有注意到这里，因为他们太专注于数插图了。

另一个实验结果也类似，在这个实验过程中受试者们收到了这样的任务：走过一个空荡荡的房间，然后在下一个房间坐到一个男子旁边的桌子旁，喝一杯咖啡再回来。

为了完成任务，每个受试者都要拿 10 英镑。

所有"成功的""不成功的"受试者都顺利地完成了这个任务。但是"成功"的受试者得到的钱比 10 英镑多一些。

因为他们在第一个空房间里发现了面值 50 英镑的自动提款机。"不成功"的人却大多没有看到这台提款机，因为他们的注意力过于集中在完成任务上了。

另外，与不成功的人不同，成功的人不止会在这名男子旁边默默地喝咖啡，还会与他交谈，而且他们很快就能知道，这是一个愿意提供高薪工作的著名商人。

分析实验结果后，理查德·威斯曼写道："那些认为自己不成功的人，注意焦点非常狭窄。他们纠结于当下的安危，而且会感到十分焦虑。他们不会像海洋中的海豚一样，自由地进行选择，只能专注于控制正在发生的事情。"

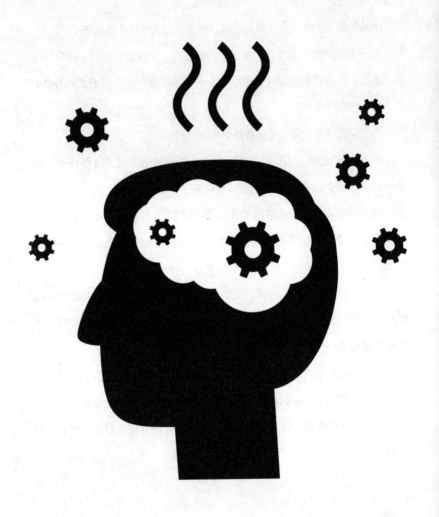

第七章

怎么知道我们的大脑
是男是女呢？

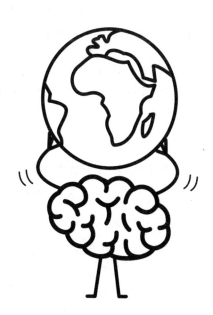

当牡蛎其实是一件很不错的事，因为它能够根据心情转变性别。牡蛎的性别是非常复杂、难以捉摸的。要建房子、种树的时候，就可以变成男人。想要享受一下母亲的幸福，就可以变成女人，生个小孩……

可是对我们人类来说，这个事情就复杂得多。在胚胎阶段，我们都是女孩。只有当荷尔蒙开始产生时，带有 XY 染色体的胚胎才会逐渐变为男孩。而 XX 染色体的胚胎则会继续发展，成为女孩。

所以弗洛伊德的说法"女人只是没有阴茎的男人"是完全错误的，男人才是长了阴茎的女人。

因为她们想要，就长出来了，就是这样。

但最令人惊讶的是，你的生理性别和你的大脑性别是不一样的。

你的大脑是男是女不取决于你自身的生理性别。

这里没有任何的性别定位。大脑的性别不是由你的性别倾向决定的，而是由你的大脑如何运作，如何感受现实决定的。

这两种类型被称作男性型思维和女性型思维 ①。

大脑性别受你的生理性别的影响程度是多少呢？请你自己判断一下。数据显示，大概每十个女人中就会有一个男性型思维者，而每五个男人中就会有一个女性型思维者。

男性型和女性型大脑的所有者不受个人生理性别影响，他们看待和倾听世界的方式不同，对压力和威胁的反应不同，对人和事件的评价也不同。

---

① 男性型思维是指拥有男性普遍特点的思维，女性型思维是指拥有女性普遍特点的思维。下文男性型大脑与女性型大脑同理。

男性型大脑在和别人交谈时的活跃区域不会超过6个，它们认为这就足够了。而女性型大脑在谈话时的活跃区域则有16个！

在男性型大脑中只用来感知语言的区域，在女性型大脑中还会记录对话者的面部表情、肢体语言、语调和潜台词，它们不仅感受着话语本身，还有它蕴含的思想。

所以不论是男是女，女性型大脑的所有者都比男性型大脑的所有者更不容易上当受骗。

通常认为，女性喜欢说话，其实这是不正确的。爱说话并不是女性的特点，而是女性型大脑的特点，女性型大脑的所有者也可能是男人。如果你的熟人里有特别爱说话的男性，那么几乎百分之百可以断定他们的大脑是女性型大脑。

数据显示，女性型思维者的通信次数是男性型思维者的5倍，通信频率是他们的10倍。

由于女性型大脑比男性型大脑接受的信息更加详细，这对传递信息也造成了影响。女性型大脑所有者关于任何主题的信息平均下来都有二十个句子。而谈到相同的话题时，男性型大脑所有者只有六个句子左右。

同时处理几件事情，进行2—3个不同主题的谈话，这完全不是女性的特点，而是女性型思维的特点。不管你的生理性别是什么，如果你是女性型大脑，那么你属于多任务型人格，可以在多个任务间分配好自己的时间。如果你是男性型大脑，那么集中精力做一件事情，结束后才开始做另外一件事的话，你会感到更舒服。

男性型和女性型大脑评价声音响度也不一样。如果男性型大脑认为，说话者的声音很小，女性型大脑会认为那个人在尖叫。

许多人们常常与生理性别联系起来的特点其实都是与我们的大脑的性

别相关的。

例如，男性型和女性型大脑面对威胁时的反应不同。

男性型大脑受制于力量的平衡，更愿意去战斗，或者寻求生存。

女性型大脑在遇到危险时，首先会去寻求帮助和支持。

也就是说实际上男性型大脑所有者在遇到危险时，或者会发动攻击，或者逃掉。而女性型大脑所有者则会尖叫，哭泣，或者大喊救命。

但是传统观点认为这些特点只与生理性别有关，与思维类型无关。

其实这与这个人是怯懦还是勇敢都无关，只与女性型思维和男性型思维采取了什么样的自卫方式有关。

男性型大脑和女性型大脑的感情反应也不同。如果你是女性型大脑，你的特点是就富有同情心和同理心。如果你是男性型大脑，你会更倾向于摆脱同理心和情绪的束缚来解决问题。

所以有着女性型大脑的男性会更加温柔，情感更加丰富。而相反，有着男性型大脑的女性，会更加务实和"冷酷无情"。

绝大多数与生理性别有关的特点，其实都与思维类型，与我们大脑的"性别"有关。这些特点既可以在男性身上表现出来，也可以在女性身上表现出来。这在根本上取决于他/她有什么样的大脑。

和生理性别不同的是，在你的生命中，大脑"性别"可以由你所处的情况而改变。比如，女性型思维者（是男是女不重要），一旦处于一个有权力的位置，就会开始倾向于男性型的特点。

而男性型大脑的所有者（再强调一遍，是男是女不重要），成为父母之后，也开始向女性型倾斜。

但是我们不能人为地重新配置我们的大脑。也就是说我们不能只用一种力量来把自己的思维类型从男性型变为女性型，反之亦然。大脑会在外界条件影响下自己完成这项工作。

　　了解大脑的性别对培养与其相符的能力是很重要的。

　　更重要的是，了解大脑的性别不会让我们因为社会对我们生理性别的成见而弄错自己的性格特点。

　　"真正的男性"完全可能是有男性型大脑的女性。而"真正的女性"，也可能是有女性型大脑的男性。

　　可是，纯正的、100% 男性型大脑或者 100% 女性型大脑，与混合型相比，是非常少见的。大多数情况下，大脑会将男性特点和女性特点结合到一起。

想知道你大脑的性别吗？

让我们一起完成这个测试吧！ [①]

我一个人的时候经常小声哼歌。

是 / 否

小时候我认为获胜非常重要。

是 / 否

我很容易听到人们在拥挤的房间中说的话。

是 / 否

小时候我爬树爬得越高越高兴。

是 / 否

如果我在忙碌的时候被别人打断了，我很难再次投入到事情中。

是 / 否

同时做几件事情对我来说很轻松。

是 / 否

我可以从一个人的脸上读出这个人心里在想什么。

---

① 测试来自于鲍里斯·林伯格《你的大脑是什么性别》。

男性型大脑在和别人交谈时的活跃区域不会超过 6 个，它们认为这就足够了。而女性型大脑在谈话时的活跃区域则有 16 个!

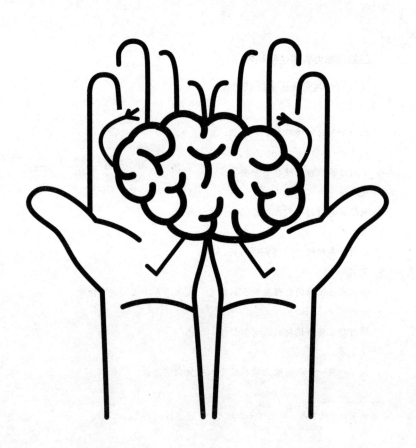

是 / 否

我喜欢收集不同的东西并把它们分门别类。

是 / 否

和逻辑比起来，我更常用直觉解决问题。

是 / 否

小时候我喜欢玩扮演其他人（现实的或虚构的）的游戏。

是 / 否

上学时我的书写很整洁——我不会在作业、书本上乱涂乱抹。

是 / 否

小时候我为了弄明白某个东西是怎么工作的，喜欢把它拆开。

是 / 否

做同一件事的时候我会感到很无聊，完成许多不同的事情则会令我很轻松。

是 / 否

我不喜欢开车开得太快，这会让我感到紧张。

是 / 否

和时事评论比起来，我更喜欢读小说。

是 / 否

和路牌比起来，我更容易在地图上找到路。

是 / 否

我定期会和家人朋友聊天。

是 / 否

小时候我喜欢体育活动。

是 / 否

我的立体空间感很强，能够想象出来一个物体的三维图。例如，我能够想象出来一个建筑物在建筑师的图纸上是什么样子的。

是 / 否

小时候我喜欢装饰东西，让它们变得更漂亮。

是 / 否

现在开始计算结果吧。

1，3，6，7，9，10，11，14，15，17题，选"是"得1分。

2，4，5，8，12，13，16，18，19，20题，选"否"得1分。

如果你的分数越接近20，你的大脑越接近女性型大脑。

如果你的分数越接近1，你的大脑越接近男性型大脑。

第八章

怎么让大脑变得更聪明呢？

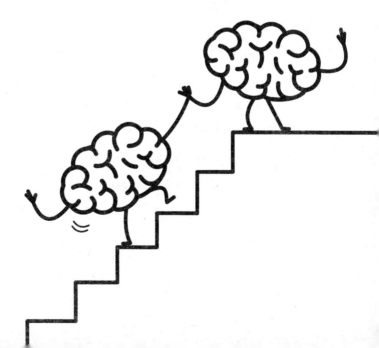

约翰·洛克菲勒曾是世界上最富有的人之一。他 7 岁的时候，靠着在邻居家挖土豆，赚到了第一桶金。12 岁的时候他开始卖火鸡。13 岁的时候他攒了第一笔 50 美元，并把它们借出去收利息。他人生中的第一个 100 万是靠卖石油赚来的。直到生命的最后一刻，洛克菲勒都在努力工作，他所持有的财富也不断增加。

这是不是意味着，洛克菲勒这种赚钱的天赋是遗传下来的呢？或者是他从小开始接受的教育，所处的生活环境和受到的榜样效应决定了他大脑的发展方向？

这到底有什么区别呢？

我们的智力一部分是由基因决定的，一部分是由我们童年和青年时期受到的教育和接触的环境决定的。[①]

虽然这些因素各种各样，但是实际上它们并没有特殊的区别。我们不能改变我们的童年，同样，我们也不能改变我们的基因构成。

不论是基因还是教育在影响着我们，成年时我们都已经具备了一定的智力水平。

无论是什么样的能力，我们都会感到缺少它。无论你的大脑有多聪明，我们总是想要它变得更聪明。

那么，可以让大脑变得更聪明吗？

当然可以。但是能够让大脑变得聪明的不止有教育，还有遗传基因。

---

① 关于这一点，详见第二十二章《大脑的天赋在哪里？》

首先我们需要了解，到底什么是"智慧"。

诺贝尔奖获得者、美国神经科学家埃里克·坎德尔回答了这个问题。

坎德尔证实，智慧或智力，这是一种生理概念，而非心理概念。智慧有着非常具体的生理表达。

大脑中有9000亿—10000亿个神经元，即神经细胞。每个神经元都是一个微型计算机或微处理器。神经元间的信息交换通过电化学信号，也就是神经元间出现的脉冲来实现。

每次我们知道某种新事物时，神经元间就会出现一种连接——突触。互相连接的神经元结合到一起，形成了神经元网络。

所有人的神经元数量是基本相同的，但是这些神经元之间的连接数量可能区别很大，这是由你的大脑的活跃程度，也就是你吸收了多少新信息决定的。

这种连接就是智慧。

神经连接的数量，分支程度和质量决定了我们的智力水平。

聪明的大脑和愚蠢的大脑区别就在于神经元网络的复杂性和分支程度。

大脑工作的速度，快速对比和分析信息的能力，解决非典型事件的能力以及思维的清晰程度都是由神经元连接的复杂性和分支程度决定的。

人的一生中会一直出现新的神经元连接。这意味着不管你多大年纪，在生命中的任何一个时刻都能让你的大脑变得更聪明。

问题只在于正确方法的选择。

据说，演奏乐器，学习外语或下棋都能够很好地开发大脑。这正确吗？

这既正确，也不正确。

你的大脑负荷越多，它就越容易转移负荷。

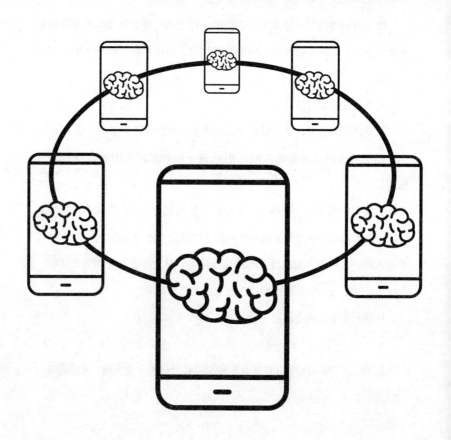

让大脑变聪明的唯一方法是：增加大脑神经元连接和神经元网络的复杂程度，提高它们的质量。

如何做到这一点呢？

原则十分简单。任何一个新事物都会增加新的神经元连接。而旧事物则不会增加新的神经元。

新的知识和技能会在神经元之间建立起新的连接。而重现旧知识则不会再建立起新的连接。

所以，不一定要把某种技能练到精通。"增长智慧"的最佳时期是学习的初始阶段。

换句话说，不存在专门用来让我们变聪明的活动。我们在掌握了我们现在在做的事情后，再做一件新的事情，都会变得更聪明。

学习一门新的语言首先会促进你的大脑开发。但是当你的语言达到了基本水平之后，这门语言对你就不再是一门陌生的语言了，从而大脑开发效果会降低。

演奏乐器，做智力游戏，或者进行其他活动对大脑的作用也是一样的。

如果你想变得更聪明，请学习一个对你来说全新的事物。

可以从一些小事开始。

试一试闭着眼睛写字。

如果你是右撇子，试一试用左手做事，反之同理。

试一试不用导航，走一条陌生的路去上班。结识一些新的人。开始学习你完全不需要的葡萄牙语，或者去做实际上没有任何用途的陶艺。

你的大脑负荷越多，它就越容易转移负荷。

不要害怕一边弹着葡萄牙吉他，一边绣十字绣。你自己也不会注意到，你是怎么学会一边铺地板，一边创作诗歌的。

重要的是，这对你是一个新的事情。

但别指望你的大脑会马上支持你实现这样的欲望。

当你给你的大脑一个新的提议时，它首先会问：为什么？大脑会找许多理由来解释为什么不要白白地浪费时间。它会开始吓唬你：你这个年纪已经做不成这个了！或者跟你讨价还价：下周一再开始做吧！下个月再开始做吧！明年再做吧！

这时，如果你听从了大脑的提议，大脑会长出像苔藓一样的东西，效率也会降低。如果你坚持自己的观点，大脑就会得到完善。

可是，大脑对新事物的这种排斥不会持续很久。只要坚持几次就可以让大脑从一头懒惰的老牛变成一个所知甚少，对世间万物都很感兴趣的"好奇宝宝"。

这种转变是永久的吗？不是，只是暂时的。建立神经元网络的过程中，我们大脑的工作原则是："要么用掉，要么丢掉。"如果你不再让大脑接触新的知识，给它新的印象，神经元将收缩一些可以交换信息的末端，神经元网络也会逐渐稀疏下来。

其实在我们的一生中，我们的大脑不止会变得更聪明，大脑也会变得越来越笨。

如果一个人一开始没有继承优秀的智力基因，童年教育也没有很充分，他是否有机会摆脱智力贫困呢？

还好，"不幸开局"并不是一锤定音的。终生的智力贫困只适用于那些无所事事，不动脑筋的人。

迈克尔·法拉第出生在一个贫困的家庭里，他读书读到一半就辍学了，13 岁的时候他开始在书店当订书工人。他读了许多交给他装订的物理和化学书籍，赚到了自己的"第一桶金"。21岁的时候他第一次去听了著名科学家汉弗莱·戴维在英国皇家学院的公开课。33岁的时候他成为了伦敦皇家学会的成员。

天体物理学家米尔顿·赫马森和鲍里斯·库卡金，昆虫学家维克多·格雷本尼科夫和著名数学家伊斯拉尔·盖尔范德（Israel Gelfand）都没有接受过基础教育，但是他们通过自我教育和辛勤工作，获得了他们的"科学资本"。

美国著名神经语言学家、逻辑学家和数学家沃尔特·皮茨也是如此：他通过听和阅读免费公开课创造了人工神经元，研发了人工智能。

是否过了某个年龄人就不能变聪明了？

我们的大脑是一种独一无二的器官：它不会变老，不会磨损，而且能很好地反应负荷。这适用于任何年龄。它不取决于你有多大年纪，而取决于你如何使用你的大脑。[①]

应用程序中的"智力训练"是否能够开发大脑呢？

当你在做小游戏的时候，首先请完成不是很复杂的任务，比如找到正确的组合，选择正确的单词，然后再完成更高级别的任务，在这个过程中，大脑只学会一件事：使用特定程序来玩特定的游戏。

但是，游戏中得到的技能不会变成现实。为什么？美国神经生理学教授劳伦斯·卡茨给出了这个问题的答案。据他解释，这是缺少多感官锻炼的结果："认知训练的数字程序主要涉及视觉感知，连听觉都很少，更不

---

① 关于大脑是否会变老的内容详见第十一章《大脑会变老吗？》。

我们的大脑是一种独一无二的器官：
它不会变老，不会磨损，并且对负荷的
反应也很好。

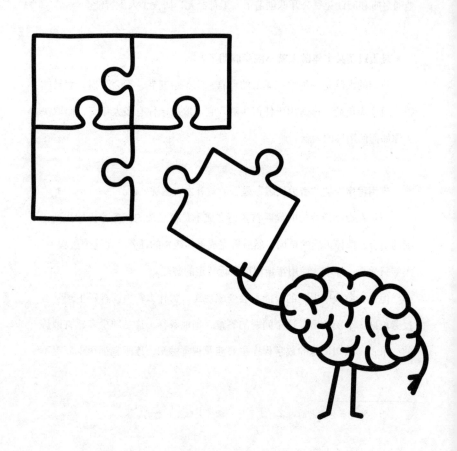

要说其他的感官了。"

2014 年，关于这一主题的实验首次进行。当时斯坦福大学的 69 名心理和神经科学领域专家向公众积极呼吁："我们反对通过大脑游戏来给消费者提供减少或逆转认知能力下降过程的方式。"

2016 年英国对"Lumosity"脑力训练应用的用户进行了一次大型实验。实验持续了几个月。在这期间，所有受试者的大脑变化都用磁共振技术记录了下来。

学者们得出了这样的结论：所有进行脑力训练的人，他们的集中力和做决定的速度都没有提高。

在其他许多国家也经常进行类似的实验。各种新型脑力训练应用不断进入市场，可是奇迹从来没发生过。

可以相信 IQ 测试吗？

2012 年西安大略大学的心理学家进行了这样一个实验，有 10 万名志愿者参加。他们进行了 12 种不同的 IQ 测试。将测试前与测试后志愿者们的大脑都进行了扫描。

学者们在分析了这些信息后，证明不能通过所谓的 IQ 测试来测量智商。因为这种测量机制并没有考虑到影响智商的全部参数以及认知能力。

在实验中，学者们得出了这样的结论："IQ 测试是没有意义的，因为它只证明了你是否能通过测试。"

"自古以来，或者说，至少从科学家们开始研究人类大脑以来，人们都认为，大脑的结构是不变的。这是一个已经确定的事实，而不是一个处在研究阶段的项目。大脑可能只会往一种方向转变：随着年龄增长而衰弱。

学者们得出结论证明，不能通过所谓的 IQ 测试来测量智商。因为这种测量机制并没有考虑到影响智商的全部参数以及认知能力。

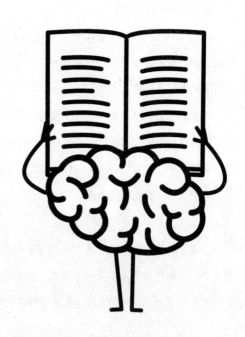

但是近些年，神经生理学家们发现，大脑像一个渴望知识的学生，它对任何体验都会有惊人的反应。如果你让它每天都解决数学难题，他就会变得很擅长数学。你要是经常让它焦虑，它就会变得更加平静。你如果让它集中注意力，它就会变得更加仔细。"

《如何发展和增强意志的力量》（*The Willpower Instinct: How Self-Control Works, Why It Matters, and What You Can Do to Get More of It*，2012 年），凯利·麦格尼加（Kelly McGonigal），心理学家，斯坦福大学（Stanford University）讲师。

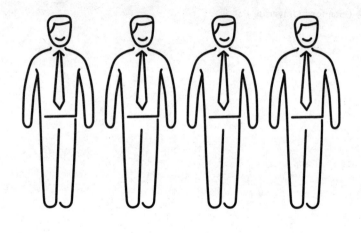

第九章

我们和大脑
哪一个更重要?

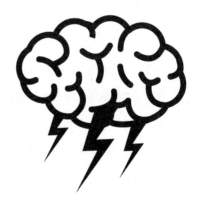

你认为是你自己决定了某件事情吗？其实你什么也没有决定。

所有的决定都是大脑自己默默做出的。大脑不会建议我们，也不会让我们知道这些决定，也不会把这些决定提前通知我们。

只有经过2—30秒之后，你才"通过"了这些决定，或者确切地说，你意识到大脑已经自行做出了决定。

我不排除之后你会和朋友们说，你为什么做出这种决定，而不那样决定，这时大脑说不定正在你的头里暗自发笑呢。

20世纪80年代初，加利福尼亚大学的美国研究员本杰明·利伯特是第一批确认是大脑为我们做出决定的，并且比我们自己做出决定要早的科学家之一。

从那时起，这种结论就已经被多次验证了。

但实际上这意味着，意志的力量和选择的自由都不是空谈。我们会以一个合适的频率给自己传达一些信息，比如这次一定要保持健康的饮食习惯，一定要开始去健身房，不再迟到，还有一定要减肥。

但是其实吃不吃小蛋糕，是否依然坚持减肥这类的决定都是大脑做出的。几秒钟之后我们才会意识到这个决定，一边咀嚼着减肥期间禁止食用的小蛋糕，一边因为自己薄弱的意志力而责备自己。

大脑是如何做出决定的呢？非常简单。

在日常生活中，我们通常认为"大脑有智慧，也有情感"。但是其实并不是那样。大脑的工作与情绪密切相关，或者准确地讲，是与"快乐激素"多巴胺密切相关的。

和传统观念不同的是，多巴胺不止负责幸福和激动，它会帮助我们调整所有的情绪，包括极度的厌恶感和焦虑感。

每次当我们处于某种情绪，比如惊吓，快乐或者失望的时候，多巴胺神经元 [1] 就会分析当下的情况并向你解释之前发生了什么，是什么引起了这些情绪。随后记忆中的这些信息会进行调整（还有意识层面的，你应该也不会记得了）。

之后当你陷入类似情况时，它们会依据先前的经验提前预测出事情的结果，或者是你最终会处于一个什么样的情绪之中。

如果是消极情绪的话，大脑会做出逃避这种情况的决定。相反，如果是积极的，大脑会努力投入到这种情况中。

例如，因为之前吃了很多次小蛋糕，你非常高兴，所以大脑会努力一次又一次地重复这种愉快的经验。如果节食让你心情变差，大脑会努力不让这种情况再次发生。

有意思的是，这种机制也与对财富的无止境追求有关。如果一个人已经赚到了他一生所需的钱（还有给他孩子留下的钱），尽管对他来说再多的钱已经没有意义了，他还是会想挣更多的钱。大脑会想要重复这种积极的情绪，把它们调整到赚到第一桶金的状态，那时赚钱这件事还是有实际意义的。

是否能够从大脑手中夺取主动权，大脑是否能够听从我们？

答案是否定的。

我们的大脑是一台功能强大的计算机，他的里面有几百万个远程处理器。每个处理器每秒都在做出重要的决定。这台机器中的某些处理器已经

---

① 20 世纪 70 年代，在剑桥大学（University of Cambridge）对多巴胺系统展开一系列研究的神经生理学家沃尔夫拉姆·舒尔茨（Wolfram Schultz）称之为多巴胺神经元。

设置好了，某些处理器在我们的一生中都处于加载状态。这台机器中没有控制中心，没有总部，也没有领导。

所以不能从某处夺取主动权。

但是可以（并且需要）把我们的大脑变成我们的盟友。

那怎么做呢？首先需要诚实地对待自己，拒绝"领导者游戏"，因为这根本就只是一个幻想。

不要欺骗自己和别人。不管你多努力，你还是会在一个不能迟到的约会中迟到。或者，对一个绝对应该礼貌对待的人不礼貌了。或者没有坚持住健康的饮食方式。

如果大脑换一种决定方式，你也很可能会遵循它。

但非常重要的是，虽然你没有赞成大脑的决定，你还是会被大脑通过的决定所影响。

这么做比试着去违背一切来支持选择的自由和意志的力量要有效得多。

下面是几条可以帮助你和大脑沟通的简单规则：

1. 做出决定的准备过程比决定本身更加重要。如果不想让大脑破坏你的思路，就给它时间适应吧，考虑这个方案，并将它可视化。

一定要确定这个决定生效的具体日期，并着手为它准备。

2. 利用情绪。奇怪的是，用逻辑结构很难说服大脑。所以，需要带着感情去说服它。当处在某种情况中，如果你想大脑在之后追求实现这种情况，请你最大限度地集中在你经历过的积极情绪上。如果你想大脑在之后规避这种情况，请集中在消极情绪上。不要克制自己的悲伤，让消极情绪自由发展。大脑会调节它们，之后规避类似情况发生。

3.注意细节。避免庞大的计划。与真正要实现的东西相比，你可能会更注意到那些宏大的梦想。这是因为大脑对全局性的变化是非常谨慎的，而且通常情况下大脑会对它们进行破坏。因此，请你先努力把那些全局性的想法分成许多最小的、简单的、安全的、可以逐步实现的目标。这些小目标越容易实现的话，大脑越会对你的计划表示支持。

4.让大脑自己尝试。如果你想要改变一下你的生活，无论你想改变的是饮食还是工作，不要急着开始第一步。大脑会先让你返回从前熟悉的生活，所以从它的角度来看，这是安全的生活方式。

为了让大脑成为你的盟友，首先要相信这些改变是有益的，也就是说它们可以造成积极的情绪。为此，使用测试机制是非常理想的选择。无论你想改变什么，马上开始行动吧。在测试中，请不要把注意力集中在改变的困难上，而是改变的积极部分上——这非常重要，因为这种经验是与我们的积极情绪密切相关的。

这种方法在所有情况下都会取得非常好的效果，当然，除了戒除瘾症。

5.不管什么时候，在任何条件下都不要努力去忘记消极的经历或者是错误的结果。相反，请你试着回忆它们，分析它们，即使很痛苦，也请你在头脑中重新"加载"一遍这样的情况。

6.请你尽可能准确地确认那些会导致消极结果的事件和个人行动。

大脑的一个最基本的任务就是保证我们的安全。所以它会把我们的消首先需要诚实地对待自己，拒绝"领导者游戏"，因为这根本就只是一个幻想。

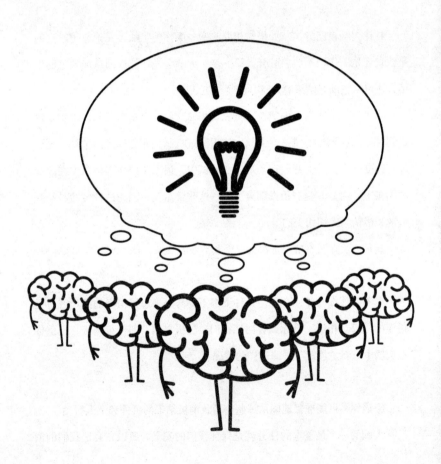

极经历变得积极一些。这就是大脑会回忆不愉快记忆的原因。大脑如果没搞清楚到底是什么造成了这种消极情况的话，就会一遍一遍地重复这个过程。

但是大脑一旦理解了的话，它会很快从你一直使用的记忆中删除这段经历。

而且，它最终会采用紧急抑制系统。大脑中的这种系统在必要时十分有效。

从意识到大脑做出的决定的那一刻开始，到"接受"并开始执行该决定的那一刻，只经过了几秒钟。

这个时间确实不够改变大脑已经做出的决定。但是足够让大脑启动应急机制，也就是说让人停止行动。

在什么情况下会启动应急机制呢？

首先是在你处于某种情绪中的时候，比如愤怒、失望，或者非常喜悦。你的积极或者消极情绪并不能让大脑正确评价所处的情况，也不能让它正确分析信息并把它们分门别类，也可能会扭曲整体局面。

我们经常为受情绪影响做出的决定感到后悔，这完全不是偶然。因为大脑非常容易受情绪控制，情绪严重的话会破坏它的工作程序。

所以，在这种情况下最好的办法就是经常把手放在"刹车手柄"上。

除此之外，在接近胜利或者快要输的时候马上拉下手柄。你还记得吗，幸福离我们曾经有多近？在接近目标时，或者出于某种恐惧放弃什么东西时，我们的大脑会犯下最大的失误。

如果用尽了你的所有努力，也不能说服大脑相信你的思维，大脑还在坚持继续破坏它，你会怎么做？如果这样的话，你需要重新考虑一下你的意图。

例如，如果你不坚持节食或者早起，这就意味着，你的大脑这么做确实是有原因的。你需要尊重它们。大脑有很强的责任心。如果大脑拒绝节食，可能是因为这种节食影响了大脑的工作。如果它比你想象的要睡得更久，可能它真的需要这个时间。

大脑需要被信任。你只有一个大脑。

做出决定时计算好处和坏处的方法可靠吗？

当我们面临着某种复杂严峻的、可能会从根本上改变我们人生的选择时，我们会努力考虑所有方案。最通用的方法是，在一页纸上写出所有的好处和坏处，之后考虑怎样收获会更多，并且在此基础上遵守计划。

心理学家证明了，这个方法其实是无效的。

这样做的问题是，当我们还在寻找笔和活页本的时候，大脑已经计算了所有的方案并且做出了决定。当你在本子上写下优点和缺点的时候，请你相信，它们不是用来证明好处或者坏处的论据，而是它需要多少来证明这个决定。

这种现象被称为"确认偏见"。

我们认为，是我们自己客观地来评价情况。其实，这是由我们的大脑完成的。简单来说，我们在决定某个具体问题上花费的时间，精力和金钱越多，我们大脑获得的确认性论据就越多。

如果大脑提前知道一切的话，就是说我们没有机会独立做出决定吗？

有两个方法能够做出理智的决定。

第一个方法是构建一种思路："该来的总会来。"在画图纸上写两列：我会这么做，我这么做了。然后在这两列下面画个箭头，画出所有可能发生的选项。你的行为应该是中立的，没有情绪的。最后你会发现做什么决定最好。

第二个方法是"想一想某人"。这种方法在培训中经常使用。找一个完全不关心你的问题的局外人，向他寻求"好的建议"。当然，基本所有的建议都会被忽略。需要合理地拒绝它们。如果你的对话人与你争论，并且努力让你相信这个建议的正确性——这非常好！因为这使你能够从另一个（不被蒙蔽的，无私的）角度来看待问题。

但最重要的是，你的对话人在最后给了你无法反驳的建议。这样的决定会是最正确的。

有时为了达成某件事，你必须请不同的人提出建议。去向他们求助吧！这样的努力一定会获得回报的。

"我经常认为大脑是一个单独的机体，就像'存在的生物'那样。大脑能够保护自己，使自己免受一系列完全无法捕捉的负面情绪影响。当意识到这一点的时候，我感觉自己好像发现了一颗明珠。"

娜塔莉亚·贝特洛娃，俄罗斯神经生理学家，2008 年。

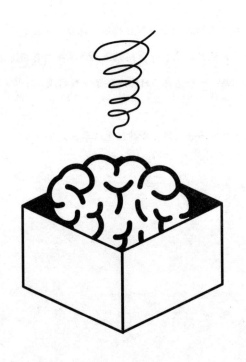

第十章

大脑害怕什么？

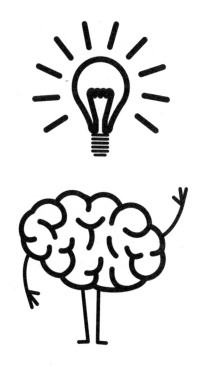

著名电影大师阿尔弗雷德·希区柯克一生都害怕鸡蛋。他从来没有吃过一个鸡蛋。因为蛋黄中的一种蛋白质使他感到恐惧。

伟大发明家尼古拉·特斯拉的大脑害怕细菌。特斯拉从不与人握手，避免任何接触。

玛丽莲·梦露由于自己的职业，经常处在人群和开放的空间中，她的大脑却苦苦挣扎于此。

我们是成年人了，我们已经很强大了，那么，为什么我们的大脑会害怕一些特别小的东西，比如蜘蛛或老鼠呢？我们并不疯狂，那为什么我们会恐惧黑暗？我们经常与人沟通，那为什么我们中的许多人都有社交恐惧症呢？

我们很难理解为什么我们的大脑需要恐惧，因为它是在习惯人的力量。为了理解恐惧的作用，我们首先需要回忆起来，意识到并且接受我们自己的原始状态。

我们原来是其他生物的食物。

当然，今天的人类比任何一种天生的掠食者还要强大。但是目前我们发展的这个文明，就像一盘小菜一样，它的长度根本无法与人类数万年的历史相提并论。

在身体上，人类绝对比大多数豹、狮子、狼、熊，还有很多很多的掠食者要弱得多。

我们既没有锋利的牙齿，也没有发达的肌肉和尖锐的长爪。

所以在我们成长的大部分时期，恐惧是一种主要的、有效的防御方式。

动物在看见，听见，或者闻到危险气息的时候会感受到恐惧。而人类的恐惧则会以另外一种更有效的形式呈现。我们的恐惧是一个危险预警系统，所以我们在闻到气味或者听到声音之前就能够感知到危险的逼近。

那么，这个系统是怎么工作的呢？非常简单。大脑会努力记得任何会造成危险情况的标志。当这种情况再次出现时，大脑会提前意识到它，并且向我们发出专门的报警信号——恐惧。

动物会被可疑的声音或者是味道吓到。而在去有一系列标志说明前方可能有猎食者的地点时，人类在途中就会感受到危险了。

动物害怕蛇。人们在草木茂盛的田野里会格外小心，因为那里可能会有蛇。

数千年来，提前恐惧的能力给我们带来了进化优势。现在，虽然情况与从前不同了，提前预警机制依然在起作用。

我们的大脑是一名收藏家。它会收集人从出生时起所有的恐惧。

这种收集随着大脑的发展逐渐更新丰富。

大脑是非常敏感和多疑的。

大脑会对那些给我们的安全、舒适乃至生活造成威胁的一切亮起红灯，并将它们送至长期记忆区域中储存，在名为"积极"的文件夹中，里面包括了我们一直应该掌握的信息。

大脑非常珍惜这样的信息，永远不会将它们和多余的或无用的信息一起扔进垃圾桶里。

大脑不止会分析我们个人经历的危险情况，还会处理它每天从书籍、电影、社交网络和聊天中得到的大量信息。

你可能没有意识到这个巨型收藏馆的存在，但是请你相信，它始终存

著名电影大师阿尔弗雷德·希区柯克
一生都害怕鸡蛋。

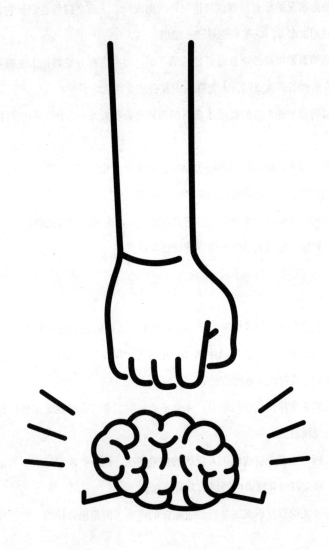

在，并且处于不断被访问的状态中。一旦出现了任何与大脑判断出的潜在危险或威胁类似的迹象，大脑会立刻向你发送恐惧信号，它会提前告诉你，这样做是不会有好结果的。

逃避恐惧是毫无意义的。正确地感知恐惧的信息量则更为容易。恐惧是一种信号，有了它，你的大脑会让你了解，根据以前的经验，这种情况可能是危险的。至于如何对待这个信号，就是你自己的问题了。

人们说，担忧是有害的，它会破坏神经系统。其实并非总是如此。面对未来产生的担忧，焦虑和恐惧是我们大脑的一个基本的，也是十分重要的系统。

这种系统会提前告诉我们可能会出现的危险。我们是敏感的生物。对潜在危险的出奇敏感是我们的天赋，也是我们主要的进化优势之一。

你有没有想过，我们生活的这个文明是在担忧的基础上建立的。

因为担心冬天会被冻死，所以我们学着盖房子。因为担心生病了得不到治疗，所以我们建起了医院。因为担心会有人偷走我们藏在床底下的钱而睡不着觉，所以我们想出了银行。

如果你不注意这些担忧，而仅仅是安慰自己，相信这些都会过去的，一切都会好起来的，那可能今天你还住在山洞里——如果你还活着的话。

对人来说，为明天焦虑、担忧、烦恼是最自然不过的事了。也许我们担忧的时候不会破坏神经系统，而当我们阻止自己这些功能的时候，我们才会明白担忧是有害的。

恐惧是大脑的一个基本功能，它的主要任务是保障我们的安全。但是，当然也存在不一样的恐惧。有普通的恐惧，也有恐惧症。

恐惧症其实是我们大脑早期预警系统的漏洞。大脑会错误地把实际上并不危险的情况视为危险情况，并且尝试警告我们这种实际并不存在的危险。

目前有超过 300 种恐惧症，并且这个数量还在随着病例的增加而不断更新。

最常见的恐惧症包括污秽恐惧症、恐高症、广场恐惧症和幽闭恐惧症、医疗程序恐惧症、飞行恐惧、黑暗恐惧症、雷电恐惧症、蛇恐惧症、老鼠恐惧症、蜘蛛恐惧症和牙医恐惧症。

如果对蛇、对牙医的恐惧还能解释的话，那么像左侧恐惧症（害怕左侧）或肚脐恐惧症（害怕肚脐）这种恐惧症就没有任何逻辑可言了。

关于恐惧症最有意思的一点就是，它们发生的原因是科学也无法解释的。

关于恐惧症发生的原因有许多猜想，但是没有一个得到过正式的论证。最广为接受的原因是童年阴影。比如，女孩小时候被狗咬了一口，随着年龄的增长，会患上恐狗症；小时候被小丑吓坏了，长大后会患上小丑恐惧症。

但是这个最简单的原因还没有得到确认。因为用童年阴影来解释恐惧症并不是一直行得通的。就算有的恐惧症可以用它来解释，这种恐惧症也不会经常或持续出现。

精神分析学派的创始人西格蒙德·弗洛伊德非常害怕蕨类植物。但是弗洛伊德无法回忆起来，小时候哪段经历是与蕨类相关的。

现在几乎每个大脑都会被某种恐惧症所折磨。所以，你的恐惧症很可能不止在你一个人的大脑中存在。

不论你的恐惧症有多么奇怪，如果它没有严重影响你的生活，不要难过，也不要急着治疗它。治疗恐惧症是一个复杂又漫长的过程，相比之下，接受它的存在更加简单。

如果你患有酒精恐惧症（害怕酒精），不要喝酒；如果你患有恐雪症，你可以搬到温暖的国家去；如果你突然患上了金钱恐惧症（无法摆脱对金钱的恐惧），只要你在钱面前吹个口哨，马上会有成百上千的人过来把你从那可怕的金钱中解脱出来。

恐猫症也没有阻止拿破仑征服大半个欧洲，老鼠恐惧症也没有妨碍沃尔特·迪士尼建立一个属于米老鼠的世界。

"我们的大脑会模仿世界，从而让我们在这个世界中活下去。这种模仿是很明显的，因为大部分原始数据的处理都不完善。我们的大脑会补充缺失的信息，在受到干扰时解释信号，并且它仅依赖于那些在我们身边发生的事情。大脑没有足够的信息、时间和资源来仔细地处理它们，所以它会努力建立现实的模型，在现有信息的基础上进行猜想。这些活动不只是在构建外部世界信号，也在无意识地构建内部心理。"

《自我幻想：为什么你的头脑里没有你的存在》（ The Self-Illusion: Why There is No You Inside Your Head，2012 年），布鲁斯·麦克法兰·胡德（Bruce MacFarlane Hood），实验心理学家，布里斯托大学（University of Bristol）教授。

我们的大脑是一名收藏家。它会收集
人从出生时起所有的恐惧。

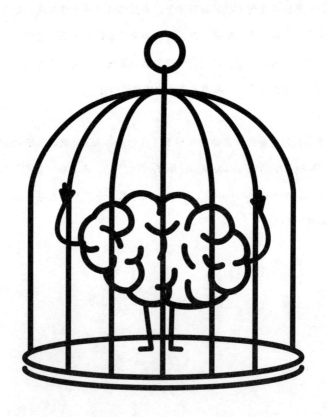

第十一章

大脑会变老吗？

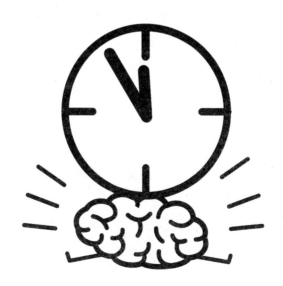

2008 年加拿大心理学家伊夫·金格拉斯、文森特·拉维耶和贝诺伊特·马卡卢索对不同年龄学者的创造力进行了研究。这一研究颠覆了传统上年轻科学家创造潜力更大的观念。研究证明，老年科研活动者工作更加积极，更加有效率。与年轻同事相比，他们进行的研究更多，刊登的文章也更多。

这个结论是由加拿大心理学家分析了 1.4 万份魁北克大学学者的出版物，编制了作者年龄、作品数量和质量三者之间的关系图后得出的。研究证明，学者的两个创造力高峰分别是 20 — 30 岁之间和 60 岁以后。但是 60 岁以上教授的科研文章质量更高。

人类大脑拥有独特的性质。与人体的其他器官不同，它不会随着时间增长而衰老。

有一组令人恐惧的大脑"老化"症状。

你开始找不到眼镜和钥匙。记不住别人说的话，听过就忘了。你的睡眠也出现了问题，无法入睡，即使睡着了也会在夜里惊醒。

你已经开始害怕了吗？害怕这种生活？害怕全部的事情？

当然了！网站上充斥着各种关于大脑衰老的恐怖故事，这就是你所熟知的阿尔茨海默病！

这其实是不正确的。上面提到的所有衰老问题既不是排他的，也不是不可逆的。

在家里找不到小东西，其实是注意力分散的表现。它会发生在任何年龄段，但是它是可以被治愈的。

由于疲劳、睡眠不足、单一型工作或者心情不好造成的短时记忆缺失也是可以调节的。

睡眠问题也不总是和年龄有关系。我们的休息之所以会被影响是因为那时大脑在处理问题。学着去放下心来，这样你就会睡个好觉了。

其实十分离奇的是，大脑只有一种工作的变化与年龄相关——那就是，时间的飞逝！随着年龄增长，感受时间进程会加快。小时候感觉时间过得很慢，长大后却感觉时间过得飞快。这是体内新陈代谢速率的变化以及激素（例如皮质醇和加压素）的产生而造成的，它们会影响我们对时间的敏感度[①]。

但这并不是衰老的独有症状。比如，当人们坠入爱河时，也会发生类似的情况。

所有人体器官都会随着时间流逝而出现损耗。但对大脑来说，唯一一种由于时间流逝而产生的生理变化就是它的体积略有减轻。80岁后，大脑的体积大概会减少5%—10%。

但是这不是绝对的。跳舞、跑步、有氧运动，以及快步走不止会阻止大脑体积的减轻，还会恢复所损失的体积。[②]

当然，和其他器官一样，大脑也会生病。但是除了这种情况，总体上来说，大脑只会随着时间流逝而变得越来越好。

当前的生命周期下，人的智力只有到50岁之后才会成熟。到这个年龄的时候，我们才能够进行最深入、最全面的思考。我们开始更好地了解

---

① 这个观点是由弗吉尼亚大学怀斯分校（The University of Virginia's College at Wise）的心理学家彼得·曼根（Peter Mangan）在1987年的实验中证实。

② 2015年，匹兹堡大学的学者们通过研究老年人（70岁以上）的大脑，偶然发现，一周三次快步走，每次30分钟，可以防止由年龄造成的大脑萎缩。

人们，更好地分析"赞成"与"反对"，并且我们能够更好地利用常识。我们 80 岁时在这些指标上也能够超过 20 岁的孩子。

大脑的神经脉冲传递高峰期是在 60 岁到 80 岁之间。如果愿意的话，在 60 —70 岁时，大脑会给我们提供一个让智力潜力增加 30 倍的机会。[1]

这个年龄也是分析功能的高峰期。60 岁后会大脑进入所谓的"两手同利"状态。60 岁前大脑的两个半球的功能划分是十分严格的，而人在 60 岁后解决复杂任务时，就可以同时使用两个脑半球。[2]

但是这样的话，为什么上了年纪的人给我们留下的印象却是另一副样子呢？

那是因为，虽然大脑不会变老，但是年纪大了之后，我们对它的使用方式就不同了。这会使大脑开始一种完全不同的工作方式。

这一点很重要。大脑完全不能抵抗附生生物。而且，大脑还会被味道，快乐和满足感所覆盖。

为什么呢？

因为大脑是懒惰的生物。它喜欢走熟悉的路，读已经读过的书，看已经看过的电影，使用重复的经验。如果给它这种机会，它会很高兴地开始行动的。

为了不让大脑被覆盖，需要频繁地给大脑提出新的任务，让大脑获得新的知识。

---

[1] 这是在 2010 年由美国生物学家芭芭拉·斯特劳奇（Barbara Strauch）发现的。在西雅图大学（Seattle University）进行的实验中，芭芭拉·斯特劳奇发现，智力的"增长"与髓磷脂的"增长"有关。髓磷脂是一种能够覆盖神经细胞轴突并提高神经冲动传递速率的物质，60 岁的时候是它的生产高峰期。所以随着年龄增长，思维过程的效率只会提高。但是只有当我们持续让大脑积极工作时，这个潜力才会被激发。
[2] 关于大脑开发技术详见第八章《怎么让大脑变得更聪明呢？》。

只要不把所有工作规定到卓越的水平即可。这样做不是为了成为大师，而是为了经常吸收新事物。

所以，在老年到达大脑巅峰状态是完全有可能的。

托马斯·曼在 70 岁的时候创作了自己最优秀的一部小说《浮士德博士》。澳大利亚乡村音乐家斯莫基·道森在 92 岁的时候发行了自己的新专辑《我的梦想之家》。76 岁的弗兰克·劳埃德·赖特设计了古根海姆博物馆。亨氏·温德洛在 97 岁的时候获得了博士学位。英格堡·莫茨在 75 岁时成为一名成功的股票经纪人。巴勃罗·卡萨尔斯在 94 岁的时候创作了联合国国歌。

希望你也会和他们一样！

大脑是否有"不可逆点"？到了什么年纪之后，我们改善记忆，提高智力，学习新事物就已经晚了？

我们大脑并没有这样的"不可逆点"。大脑的独特之处在于，它没有年龄这一概念。任何时候它都可以开始学习某种新技能，训练记忆力和注意力。大脑在你 7 岁、17 岁、27 岁的时候的表现都是一样的，它都会收集新的知识，分析信息，把新信息和旧信息联系起来，将它喜欢的和它认为重要的东西从临时文件夹转移到"长期记忆"文件夹中。

只有当大脑生病或受伤时除外。

老年人情绪波动较小是否与大脑随着年龄增长而开始"抑制"有关呢？

确实，随着年龄增长，我们的大脑不会和从前一样冲动了。这并不是说，我们的大脑开始对生活失去兴趣了，或者是它想退休无所事事了。

在当前的生命周期下，人的智力只有到 50 岁之后才会成熟。

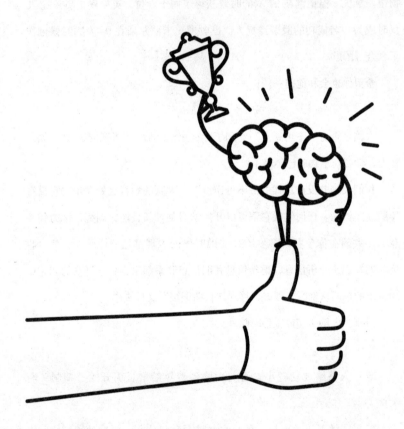

相反，大脑会变得更加灵活，更加合理。它会清醒地评估状况，做出明智的决定。年轻的时候，我们经常会因为情绪而扭曲事情的真相。而到了成熟的年纪，我们大脑对消极信息的反应会更加平和，并且能够更好地面对压力。情绪也会使我们花费多余的能量。成熟的人的大脑会选择消耗能量最少的方法，丢掉无用的方案，只留下正确的。总之，情绪稳定是幸福的标志之一。

是否在某种智商指数上，老年人可以超过年轻人？

研究证明，与年轻人相比，老年人在智商方面至少有四个优势。

老年人的世界观更加多样。这是因为，他们会陷入大量不同的情况之中，所以他们看待世界的角度和年轻人比起来更复杂，更多方面。

老年人学习能力的增长。这是由于他们能够把新知识和现有的实践经验联系起来，从而对新知识产生不同的理解。

老年人的同理心会随着年龄增长而增加。他们比年轻的时候更能理解别人，更能感受到周围人的需求。

在所有与创作相关的领域，年长的大脑都比年轻的大脑更有优势。这一结论是由弗吉尼亚大学蒂莫西·萨特豪斯分校的心理学教授、认知老化实验室主任通过研究得出的。

"年纪大了以后，我们很少做那些需要大量集中精力的事情，也很少接触新领域的知识，学习新的技能……同时，当我们快七十岁的时候，大脑用来调节可塑性的系统已经五十年没有经过系统的使用了。"

《重塑大脑，重塑人生》（*The Brain That Changes Itself: Stories of*

Personal Triumph from the Frontiers of Brain Science，2007 年），诺

曼·道奇（Norman Doidge），医学博士，纽约哥伦比亚大学（Columbia

University）精神分析研究中心与多伦多大学精神病学系（University of

Toronto）精神科医生。

第十二章

怎么让大脑
什么都不忘？

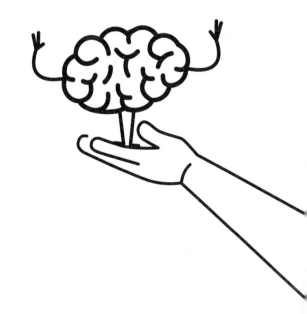

国际象棋大师米哈伊尔·塔尔常常和自己的妻子抱怨脚痛。他的脚痛是注意力分散，左右不分，经常穿错鞋造成的。

塔尔的大脑有着超常的记忆力。他可以毫不出错地记下数千场棋局。他能记住这些棋局的过程，什么时候，在哪里举行，参赛者是谁。

他的大脑一晚上就能记住超过一千页的文字。

但是，他经常忘记哪只脚应该穿哪只鞋，或者洗澡的时候应该先做什么，应该先擦肥皂还是应该先打开水龙头。

怎么让大脑什么都不忘呢？其实，遗忘是无法避免的。

大脑一定会忘记某些东西。它忘记的东西比它记得的东西要多。

一小时内，大脑会忘记 60% 的新数据，十小时后，大脑的记忆中只会保留 1/3 的内容。一周后，大脑只会记得 1/5 的内容。

大脑这样做其实是很有好处的。如果你对你健忘的大脑不满意，那也没有办法。对大脑来说，忘记是非常重要的，因为"遗忘"是大脑工作中很重要的一部分。

大脑收集的信息比所需信息要多。因此，为了预防"内存过满"，它必须丢掉其中的大部分信息。例如，当你坐在座位上，背英语单词的时候，你的大脑除了英语单词，还会把一些其他的信息记下来，比如，你是怎么坐着的，坐的是什么样的椅子，椅子在哪里，茶杯在哪里，是在课本的左边还是右边。有点热的话，你会把窗户打开，有点黑的话，你会把灯打开，大脑还会记得，厨房里的灯泡烧坏了，该买个新的换上了。有时你望向窗户，看到窗外飞过一只小鸟，大脑也会把它记住。大脑会把这些鸟、茶杯、窗户、开关都看作是日常垃圾，把它们扔到"垃圾桶"里面去。可是，它常常会把"该买新灯泡了"这样的信息也扔到那里。

通常大脑对记住什么和忘记什么是有自己的倾向性的。晚上你睡觉时，大脑会分析这些数据。这时大脑会确定，什么信息要保存在记忆里，什么信息要送到垃圾桶里。

如果新信息与旧信息发生了很明显的矛盾，大脑就会忘记新信息，因为经过检验的旧信息往往更加可靠。这就是为什么我们虽然能很好地记得自己的旧手机号，却记不住自己的新手机号。这并不是因为我们的记忆力出问题了，而是大脑作用的结果。

大脑会认为，在你的世界中原生模式的任何变化都比模式本身更为重要。这就是为什么你不记得你的同事昨天穿着哪件毛衣来上班，却能记住一个月前他穿了多么奇怪的毛衣。

回忆有时会带着情感色彩，有愉快的回忆，也有不愉快的回忆，但是，大脑认为中性的回忆更加重要。所以你会经常记得婚礼或者争吵，也会记得很普通的，在情感上非常中立的交流和事件。

我们的大脑经常担心你的安全。所以，它首先会提醒你带有潜在威胁的事物。如果这件事情不会对你产生威胁，大脑会很快忘记。你记得你小时候是怎么被烧伤的吗？那昨天怎么打开火炉的你还记得吗？就是这样。

不管你是否相信，大脑处理新信息的整个过程中，很大一部分是由遗忘组成的。

大脑有三个记忆区。

首先新信息会进入到超短期记忆区。这里面大部分的信息在 1/4 秒后就会被忘记！

剩下的记忆被传入到短期记忆区中，这里面的信息在 20 秒后就会被忘记。

大脑只会把少量极为重要的新信息传递到长期记忆区中，但是它也分为两个部分：积极和消极。只有长期记忆中的积极部分的信息是始终可用的。而要想从消极部分中得到某些需要的信息，就必须开始回忆。

有趣的是，即使在如此严格的审查制度下，大脑也需要庞大的容量才能保存其收集的信息。

神经语言学家塔季扬娜·切尔尼科夫斯卡娅认为，长期记忆容量约为 5.5PB。这大概有 300 万小时的俄语电视剧那么多。

加利福尼亚 J.Salk 生物研究所的科学家们提出的数字则更为神奇。根据他们的数据，人类记忆可以储存信息的大小为 1 千万亿字节！这大概相当于听 2000 万小时的音乐。

这个容量令人惊异。但是，如果大脑不会忘记的话，这些容量甚至还远远不够。

简单来说，忘记，或者记不住，是绝对正常的（当然是在固定范围内的）。我们都会忘记很大一部分我们知道的东西，它在任何年龄段都有可能发生，与教育背景，智力水平都无关。

德国著名数学家大卫·希尔伯特是一个数学天才。他在许多数学领域中提出了大量基础性观点。有一天，希尔伯特家里来了客人。家里都收拾好了，菜也上完了，他的妻子凯特才发现，希尔伯特戴了一条奇怪的领带。她赶紧让希尔伯特去换一条。之后，希尔伯特就回到卧室，摘下领带，一边想着自己的事，一边习惯性继续脱下衣服，躺下睡觉了。

苏联著名数学家拉扎尔·阿罗诺维奇·吕斯特尼克也发生过类似的事。

吕斯特尼克和妻子伊莱达·佛米妮奇娜亚一起去剧院看剧。这并不是因为数学家热爱艺术，而是因为他的妻子坚持要去，他只能听从。中场休息的时候，伊莱达让她的丈夫去存衣处给她取围巾。吕斯特尼克拿着号码牌走到存衣处。走到那里之后，他却忘了自己为什么来这。在他的脑海中围巾已经不见了，只剩下了非线性分析的解决方案。所以，吕斯特尼克在存衣处把号码牌交了上去，拿走了自己的大衣，穿上衣服，走到街上，打了辆出租车回家了。

既然这样，那么我们是否能以某种方式对大脑记住的和遗忘的内容施加影响呢？其实我们不能完全控制这个过程，因为大脑会自己决定，忘记什么信息，保留什么信息。而且它不会放弃这项权利。

但我们可以和大脑商量。

为此，你不要把自己的规则强加于大脑，而是要使用自己的规则。

如果你想从根本上改善你的记忆力，最重要的是，在作息符合你的生物钟的条件下，保证充足的睡眠。你睡着的时候大脑会默认把来不及处理的新信息遗忘[1]。另外，检查一下你的饮食。许多食物对大脑来说比酒精还要危险。因为大脑菜单中的首位就是脂肪和碳水化合物，而大脑一旦失去了工作所需的葡萄糖和脂肪酸的话，就会因挨饿而备受折磨[2]。

人们通常认为，玩填字游戏，背诵诗歌会改善记忆，其实并非如此。

背诵诗歌至少没有坏处。但是如果你日复一日地进行填字游戏，可能会导致完全相反的效果——你会变得愚钝。这听起来相当矛盾。造成这种影响的原因在于，所有的填字游戏是按照同一种规则建立的。大脑很快会理解这个规则，并且开始自动处理填字游戏。而任何一种自动完成的行为都会排除思考过程。

---

① 详见第二章《如何正确唤醒大脑？》。

② 详见第五章《大脑吃什么？》。

晚上你睡觉的时候，大脑会分析这些数据。这时大脑会确定，什么信息要保存在记忆里，什么信息要送到"垃圾桶"里。

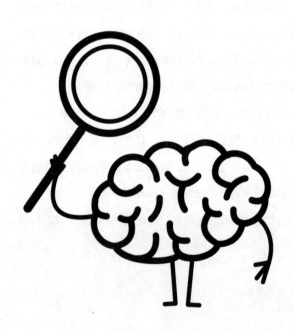

可以通过其他方式来训练记忆力，比如，朗读诗歌或散文，弹奏某种乐器（尤其是你要从零开始学习的乐器），与双手劳动有关的爱好，体育锻炼和冥想。训练记忆力最好的方法就是学习一门新外语和下象棋。另外，健身和创造活动不仅可以提高记忆力，还可以提高注意力集中的能力，让情绪高昂起来。

但是这些方式都只可以整体改善记忆力。

如果你想要大量记住新信息，例如，学习新外语，或者准备考试，可以试试本章最后提到的梅西记忆法。

你还可以在医生不反对情况下使用日益流行的聪明药来促进记忆力。[①]

为什么有些人像筛子一样什么也记不住，而有些人就能记住一切呢？

这和有些人跑得比别人快是一样的，都是因为锻炼。

随着网络出现，我们可以使用大量的信息库。一方面来说，这会让我们的生活变得轻松，另一方面来说，它会使我们的记忆力衰退。在互联网搜索信息比搜寻记忆更简单。但是如果没有经过频繁训练的话，我们的记忆力上就会"漂着一层油"。

例如，宾夕法尼亚大学的神经生理学家们在李平教授的领导下证明了，学习外语会促进大脑神经元之间的相互联系。而且，在老年人的大脑中他们也发现了类似的变化。这些变化是使用核磁共振记录下来的，所以这个结论较为客观。

那些所谓能够训练记忆力，开发智力的移动应用对改善记忆力究竟有

---

① 详见第三章《怎样让大脑加速运行？》。

多少效果呢？

关于上述训练有用与否的争论始于 2014 年。当时 69 位心理学和神经学领域的世界顶尖专家在斯坦福大学网站上向公众呼吁："我们反对把锻炼大脑的游戏作为一种减少或逆转认知能力的科学方法提供给消费者的行为。"

几个月过去后，这个网站上新增了反对此事的 100 名专家的意见。反对者们认为，数字化应用不会改善和恢复认知功能，但是它会提高认识能力。

美国著名心理学家、伊利诺伊大学视觉认知实验室主任尼尔·西蒙斯决定进行个人调查，来把这个问题彻底搞清楚。他领导的科学家小组针对该主题 374 项各种专家的研究结果进行了为期两年的研究。这次研究的成果于 2016 年公布，研究称："到目前为止，尚未有任何可靠迹象证实，此类应用程序或者线上服务所培养出来的工作习惯可以提高人的智力水平，并且，这种'改善'也并不能在人的日常工作中体现出来。"

换句话说，依靠应用训练得到的技能只适用于这个应用，而不会改善日常生活中的能力。

西蒙斯在一次采访中说，"经过训练的技能会得到改善，但是它们不会转移，也不会普遍化。如果这些效果真的能转移到现实世界中，我们也不清楚是否值得花费这么多力量、时间和资金取得这样的效果。"

记忆力会随着年龄增长而衰退是真的吗？

确实，随着年龄增长，记住新知识的速度会变慢，记忆力也很难集中。但是我们能够，并且需要与它们抗争。选择正确的斗争策略显得尤为重要。①

———————————

① 关于如何避免大脑衰老的问题，详见第十一章《大脑会变老吗？》。

其实记忆的有效性并不是由重复的次数决定的，而是由重复的频率决定的。

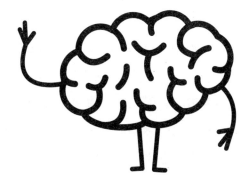

梅西法

这种记忆模式首先是在 1932 年由英国哲学家、心理学家阿列克·梅西提出的。这一疗法至今已多次被证明有效。梅西法主要用于记忆大量信息，比如外语的记忆。

梅西法的理论基础是：温故并不知新。相反，如果你重复记忆信息很多次，结果会恰好相反：大脑会开始主动拒绝它。

其实记忆的有效性并不是由重复的次数决定的，而是由重复的频率决定的。

如果你需要快速记住大量信息，但是这些信息你在将来又不太可能全都用到，这种情况下，重复的时间安排应为：

● 阅读结束后，马上开始第一次重复；

● 第一次重复后 20 分钟，开始进行第二次重复；

● 8 小时后（也可以是睡眠状态下的 8 小时），进行第三次重复；

● 一天后，进行第四次重复。

可以使用这种记忆模式来应试。或者在一些场合下炫耀自己的才学。但这种模式仅限于此。

如果你想把信息记得持久一些，那么可以采用另外一种重复模式：

● 阅读结束后，马上开始第一次重复；

● 第一次重复后 20 — 30 分钟，开始进行第二次重复；

● 一天后，进行第三次重复；

●2—3周后，进行第四次重复；

●2—3个月后，进行第五次重复。

每个在学校学习过的人都知道这种模式有多有效。在这种模式下我们可以记住一生所需要的知识（包括后来证明完全没有必要的知识）。所有的家庭作业、季度测验、年末测验都让我们的大脑相信，学校的知识是十分重要的，它们会被保存在大脑的无限期文件夹里。

这些记忆被储存起来并不是因为那时你的记忆更好，而是因为在学校我们使用的核心记忆方法是梅西法。

"一位在学校当系主任的鱼类学家曾经说过，为了记住一名新学生的名字，他要忘记两种鱼的名称。这个故事告诉我们，记忆的容量是有限度的：当记忆被填满时，你就不能往它里面放新东西了。我们要先丢弃旧事物，才能记住新事物。这个观点看似有逻辑可寻，但是研究证明，长期记忆不能被'填满'。相反，随着年龄增长，长期记忆能够保存大量信息，保存的数量之多令人震惊。"

《退休时代的大脑——五十岁以后的大脑发展》（HET SENIOREN BREIN. Deontwikkeling van onze hersenen na ons vijftigste，2012 年），安德烈·阿莱曼（Andre Aleman），荷兰格罗宁根大学（University of Groningen, the Netherlands）认知神经心理学教授。

第十三章

每个人的大脑
是否有区别？

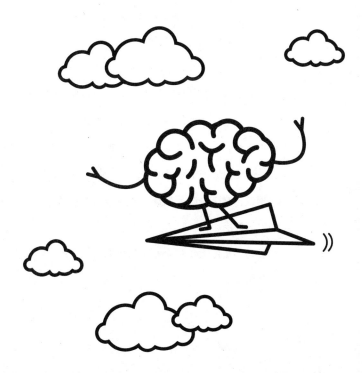

俄罗斯著名作家屠格涅夫的大脑重 2012 克。法国著名作家阿纳托尔·法郎士的大脑重 1000 克多一点，而英国作家阿瑟·柯南·道尔的大脑只重 800 克。这是不是意味着，屠格涅夫比法郎士聪明两倍，比柯南道尔聪明 2.5 倍呢？

大脑大小决定智力是历史最悠久、最不可反驳的说法之一。几个世纪以来，额头大小都是衡量智力能力的标尺。

窄额头就是愚蠢、笨拙、不求上进的表现。

相反，"额头七拃宽"就是智者、思想家和天才的象征。

一拃大概是 18 厘米，七拃差不多有 1.26 米。请你想一想额头这么宽的人长什么样子。

19 世纪初，"七拃宽额头的人很聪明"这一观点得到了有力的科学支撑。德国医生弗兰茨·加尔首次建立了一门伪科学——颅相学。加尔认为，人的智力水平由颅骨的形状决定。

颅相学曾经在俄罗斯风靡一时，但是在它的发源地普鲁士，也就是今天的德国，这门学说的创始人加尔却遭到了其他学者的强烈批判，结果他不得不流亡到法国。可是在那里，加尔有几次贸然指出拿破仑的颅骨不够宽阔，这使他失去了在巴黎"传授"自己的学说的权利。

据说，拿破仑临死前认为自己最大的功绩不是远征俄罗斯，而是禁止了加尔的理论。

其实，头的大小只会在买帽子的时候，或者给国王戴王冠的时候发挥一下作用。

20世纪30年代的苏联时期，在脑科学家弗拉基米尔·米哈伊洛维奇·别赫捷列夫的领导下，曾经有一个研究所尝试证实天才的大脑与普通人的大脑不同。可是伟人列宁的大脑并没有保存下来，换句话说，列宁的大脑没有被泡到福尔马林里面。

起初别赫捷列夫希望找到大脑重量和智商之间的关系。但是1924年在莫斯科脑研究所的特殊实验室中，没有一个参考样品达到平均重量（列宁的大脑仅重1340克，男性标准为1400克）。当时别赫捷列夫给他的同事们布置了一项任务：找出普通人、聪明人和天才之间大脑构造的区别。

为了进行比较分析，在寻找这位世界无产阶级领袖大脑皮层中的天赋时，脑研究所收集了一些不同的大脑样本。这些大脑主要来自政党、政府的领导人，还有一些无主尸体。

但是还不够。

1927年，别赫捷列夫向苏联政府提出建立伟人大脑陈列室，目的是"永久铭记杰出人物"，以及"全面研究杰出人物的大脑，比较它们的特点和他们的天赋。"

讽刺的是，这里展出的第一个大脑是别赫捷列夫自己的大脑。

故事从这里开始了。

到1934年，伟人大脑陈列室还收集了克拉拉·泽特金[①]，著名学者卢纳恰尔斯克、古列维奇和波克罗夫斯基，诗人马雅可夫斯基、怀特和巴格里茨基，作家果戈里，导演斯坦尼斯拉夫斯基和歌手莱昂尼德·索比诺夫的大脑。

于是，寻找大脑间区别的工作开始了。这项工作的重点是证明，世界

---

① 克拉拉·泽特金：德国妇女运动史上的重要领袖。

大脑的大小没有任何意义。

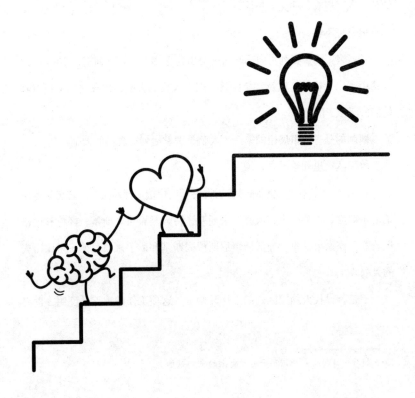

无产阶级领袖的大脑构成是与歌唱家不同的。可是，无论学者们如何努力，都没有成功。

其实智慧与智商都不是由大脑的大小，或者神经细胞的数量决定的。所有人的神经细胞数量都是一样的。每个人在出生时都有大概 860 亿个神经元，这个数据在他的一生中都不会发生变化。但是随着人的成长，学习以及认知的发展，他的神经元之间的连接会增加。

当我们知道某个新知识的时候，比如，水是湿的，糖是甜的，直角三角形两条边的平方之和等于第三条边的平方等等，会产生新的神经元连接——突触。一个神经元可能会有 1000 — 10000 个与其他神经元的连接。

我们知道得越多，形成的突触也就越多。[1] 我们的智慧是由它们，确切地说，是由它们的数量决定的。

所以，我们所有人的起始条件都是一样的。但是，我们最终的智力水平取决于我们的懒惰，或者是我们的好奇心。

出生时，婴儿的大脑重量大概有 300 克。大脑随着人们成长而成长，占据了颅骨体积的 95%。18 岁时，大脑的重量是最大的。

一个普通人的大脑重 1 — 2 公斤。

男性大脑平均比女性大脑重 125 克。

有一种说法是：正因为如此，女性大脑负责逻辑的部分才少一些。这是不正确的。

顺便说一句，医学研究史上最重的大脑是一位精神病诊所患者的大脑，重达 2850 克。人类历史上最著名的天才，阿尔伯特·爱因斯坦的大脑也只重 1230 克。

---

[1] 详见第八章《怎么让大脑变得更聪明呢？》。

而路易斯·巴斯德的大脑只有一个半球。①

简单来说，大脑的大小并没有任何意义。但这不意味着大脑天生的性质是没有意义的②。

如果所有人的起始条件都是一样的，大脑什么条件也不能决定，为什么有些人会比其他人聪明呢？

因为有的人会保养大脑，让它持续工作，每天用新的知识来"喂养"它，进行大脑的训练。而有的人却十分懒惰，或许他们还不知道，大脑其实十分喜欢学习。我们知道得越多，形成的神经元连接也就越多。我们使用大脑完成新任务的次数越多，大脑就会变得越聪明③。

那么天生的能力是怎样的呢？大脑是否有天生的专业呢？

大脑与生俱来的能力和天赋将在另外一章《大脑的天赋在哪里？》中单独讨论。

"你在一生中做了什么，学了什么，会影响我们大脑的形状和类型——换句话说，会改变它的'布线'。不同的人的大脑开发程度不一样。不同的人也绝对不会把同一信息储存到大脑的同一区域中。人们的智力分为许多种，但其中大多数都不能够通过 IQ 测试测出来。"

---

① 路易斯·巴斯德43岁的时候由于大量出血，患上了中风，他的右脑球几乎完全损坏。巴斯德有所有由中风引起的症状，比如部分瘫痪，说话困难等。但是随着时间推移，这些功能都逐渐恢复了，他的左脑承担了受伤的右脑的职责。而这位伟大的法国生物学家的最杰出的成绩都是在患病后用自己剩下的半个大脑取得的。

② 关于这一点，详见第四章《大脑是否有良知？》。

③ 关于这一点，详见第八章《怎么让大脑变得更聪明呢？》。

《让大脑自由：释放天赋的12条定律》（*12 Principles of Surviving and Thriving at Work, Home and School*，2008年），约翰·梅迪纳（John Medina），分子生物学家，美国西雅图大学（Seattle University）脑研究中心主任。

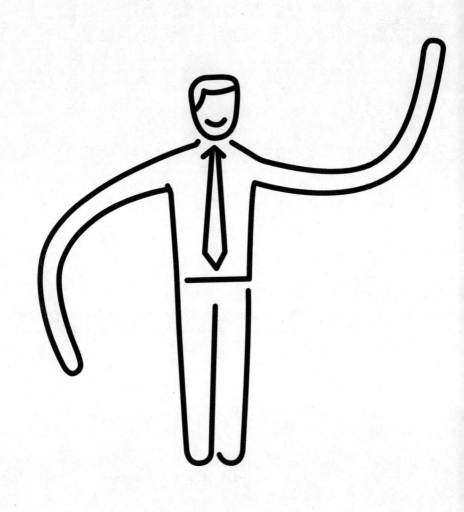

第十四章

如何让大脑
平静下来？

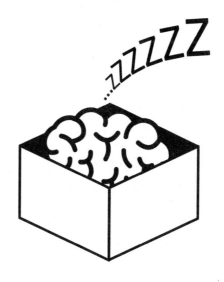

格林兄弟有一则童话叫《聪明的艾尔莎》，它讲的是，一天，一个叫艾尔莎的姑娘在去地窖取啤酒的时候，发现自己的头顶上挂着一把十字镐。她心想，这把十字镐不知道什么时候就会掉下来砸死她未来的孩子。想到这一点时，她坐下来悲伤地放声大哭。听了艾尔莎的故事之后，所有的人，女仆，男仆，艾尔莎的母亲和父亲……都开始哭泣。

令人惊奇的是，我们的大脑表现得就像"聪明的艾尔莎"一样。有时它好几天都在考虑十字镐掉下来后所有可能造成的后果。

为什么会这样？为什么我们陷入恐慌的大脑经常不能平静？为什么我们的思维会转这么大的一圈呢？

从神经生理学的观点来看，大脑的不安是大脑前额叶皮层和脑边缘系统之间的平衡受到干扰造成的。

前额叶皮层是我们大脑皮层的一部分，它控制着我们的注意力，集中力，短期记忆，控制着我们的冲动，帮我们制订计划，解决问题和设置目标。

而脑边缘系统，则是我们情绪的中心，它是一个更加古老和"原始"的结构。

通常，前额叶皮层会使脑边缘系统处于受控状态。当这两个系统平衡时，我们的大脑就能够按正确的优先级别处理问题，按照事情的发展解决问题，从工作状态变为休息状态。

但有时，我们脑边缘系统的一些部分会突然变得十分活跃，而且不会停止，好像它们身上的"开始"按钮或者油门踏板被卡住了一样[1]。

当前额叶皮层和脑边缘系统之间的平衡被破坏了的时候，我们会有什么感觉呢？

我们会感觉一切事情都突然降临在了我们身上。我们要马上解决100多个各种各样的问题，可是现在连解决一个问题的时间都没有。但是如果我们立刻不解决这个紧急问题的话，世界末日就会到来。我们的大脑兴奋异常，它会抓住一个又一个的问题，我们的思维也在四处游走。

白天我们什么也来不及做，会像一整年都没有休息那么累。晚上快睡觉的时候，我们只有一个想法：赶快睡着。但是，刚刚从疲劳中解脱的大脑又开始梳理一天中所有未解决的问题和麻烦，"写完报告"后就去寻找白天提出问题的答案了，之后它会再思考应该如何正确地采取行动或做出正确的反应。

这种痛苦的状态可能会持续很久，有时会持续好几个月，令人精疲力尽。

那么，如何让大脑平静下来？如何关掉"思维搅拌机"，抑制脑边缘系统，让它重新回到前额叶皮层的控制下？

那些扰乱你大脑的想法并不是丰水期不停泛滥的河流，而是没关住的水龙头，从大脑中流出的水会淹没你和旁边邻居的家。虽然我们不能停止公共用水的供应，但我们可以依次关掉所有的水龙头。让我们的大脑彻底平静下来是一项不可能完成的任务，当然，短期平静除外。所以，为了取

---

① 这一观点是由神经生理学家丹尼尔·G. 阿门（Daniel G. Amen）在1991年使用单光子发射计算机断层扫描法（SPECT：Single-photonemission computed tomography）研究患者大脑时提出的。研究在阿门博士的一个诊所——阿门诊所（Amen Clinics）中进行。今天的阿门诊所拥有着全世界最大的 SPECT 大脑扫描数据库，库中有全世界111个国家的115000名患者的数据。

得长期效果，需要对每个水龙头进行单独处理。

1. 未完成的事情

我们大脑中前额叶皮层和脑边缘系统平衡遭到破坏的基本原因之一就是：我们希望同时完成很多事情。

能够同时执行多项任务被视为一种优秀的品质。但其实并非完全如此。

我们的大脑非常喜欢把一件事情做完，然后画个对号来证明一下。完成任何一件事情后，它会给自己一个奖励——释放出 5 - 羟色胺，一种快乐激素。而那些没有完成的任务在大脑中都会变成碎片。

碎片扎到手指上不去掉的话，就会发炎。而大脑中的这些碎片则会造成我们挥之不去的压力。

未完成的事情越多，压力就越大，大脑的生产率就越高。

那些未完成的事情不会在我们很多事情都没结束的时候出现，而会在我们刚要动手做很多事情的时候出现。

如果你想要让大脑平静下来，可以有计划地设置目标，一步步地完成那些没有做完的事情。在这些事情没做完之前，先不要开始做新的事情。

接下来就请你遵守一个最简单的规则：永远清楚你正在做什么事情，以及什么事情被你推迟了。

不要马上做那些被推迟的事情，还有那些不能在一周之内做完的事情。

如果有的事情要超过一周才能完成，可以把它们按周分成几个部分，这样它会有一个明确的开头和结尾。

2. 关于过去的想法

回到过去的遗憾中，思考当时应该做什么——是"思维搅拌机"启动的一个非常普遍的原因。和未完成的事情一样，想解决这个问题，就需要分别解决每一种情景的问题。

大脑会非常认真地对待消极事件，因为分析它们出现的原因能够保证未来的安全。

如果大脑一遍又一遍地回忆过去的那些遗憾，还有痛苦的场景，说明对大脑来说这些事情还没有完成。如果有什么不清楚的，或者自相矛盾的地方，大脑分析的完成会遭到阻碍，并会把它们保存到长期记忆中去。

为了不让那些不愉快的记忆回到我们这里，大脑需要对它们进行分析。[①]

3. 关于未来的恐惧

我们经常会对未来可能会出现的消极现象产生恐惧，我们需要和这些恐惧抗争，努力克服这些想法。但是实际上，恐惧，尤其是对未来的恐惧，是我们大脑最重要的防护机制之一。这样的恐惧你克服得越多，你的大脑对它们的注意力就会越来越稳定。

对未来的恐惧是大脑依据过往经验做出的一种预警。

这时，不要抗拒这种恐惧，相反，应该努力去倾听它。仔细对待每种警告，效果可能会更好一些。[②]

从根本上来说，未完成的事情越多，大脑就会越不安，"思维搅拌器"的工作就会越活跃。那些未完成的事情可能是过去让你不愉快的事，可能是你到最后也没有想明白的事情，也可能是对那些不太会注意到的、可能会在未来出现的问题的恐惧，或者单纯只是那些你没有完成的事情，也就

---

① 大脑具体是怎么分析的，详见第一章《如何让大脑忘记不愉快的事情？》。

② 具体怎么做，详见第十章《大脑害怕什么？》。

从神经生理学的观点来看，大脑的不安是大脑前额叶皮层和脑边缘系统之间的平衡受到干扰造成的。

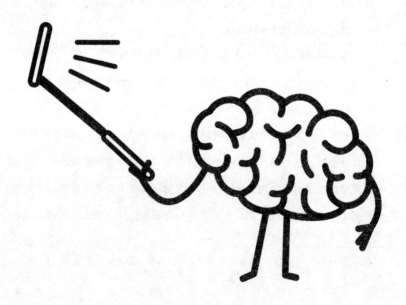

是那些你开始做了，但是没有做完的事情。

对大脑来说，这些事情没有实质性的区别。如果"未完成"的事情有很多，大脑不会完全发挥作用，因为它不会关掉那些需要它先处理问题的"内部声音"。

大脑会开始在问题之间徘徊，当你没有注意到某件事情的时候，它会一遍又一遍地返回，一遍又一遍地尝试去完成那些没有完成的事情。

如果你不去做那些"未完成的事情"，没有把它们一件接一件地做完，这个过程也会不断持续下去。

如果没有设置优先级别的话，所有的问题都是一样重要的吗？

这时可以使用随机选择来决定。你可以选择第一个自然产生的想法，然后去集中处理这个问题。你要先清楚，这个问题是如何产生的。你还要设置完成它的计划。在这个问题没有完成之前，请你先忘记其他的问题。

有没有哪些简单的方法可以停止脑海中源源不断的想法呢？

最简单的方式是：替代与转换。

在大脑中用歌声盖过噪音是一个非常好的方法。要带着感情唱歌。你需要提前一个小时集中精力，给自己安排好演唱会上要表演的曲目。当一个人在唱歌的时候，他会回忆歌词，回忆旋律，在这段时间内他不会有工夫再去考虑其他的事情了。然后他的歌声就会代替各种想法发出的杂音。

转换也是一个非常好的方法。你只要保持精神完全集中，不要考虑其他的事情，也就是说洗盘子、涂围栏这种事情是起不了作用的。任何一种需要集中注意力的方法都可以使你保持平静。从1出声数到100，再从100数到1是一种很好的集中注意力的方式，它可以帮助你的大脑远离那些与你纠缠不休的想法。[1]

冥想会帮助大脑平静下来吗？

当然。冥想能够让大脑平静下来，效果还很好。

2000年，冥想的优点通过美国20所大学进行的实验得到了证实。后来，威斯康星大学麦迪逊分校的神经科学家也通过实验证明，大脑的生理参数可以通过心理锻炼来改变。

冥想时在大脑中会发生什么呢？

首先，负责记忆和认知功能的大脑前额叶皮层活跃度会提高。而与担忧、焦虑和恐惧相关的大脑杏仁核的活跃度就会下降。

神经生物学家还指出，冥想期间，CT图像会把大脑中与我们的积极情绪、情感共鸣，还有表达爱意相关的"赖尔氏岛"区域活跃度的增加记录下来。

冥想也会帮助我们恢复睡眠，缓解抑郁症。[2]冥想活动的效果可以与抗抑郁疗法相提并论，并且它没有副作用。

冥想不仅会让我们激动的大脑平静下来，还可以促进我们"心灵的成长"。经过八周的常规训练之后，大脑这些负责学习、记忆还有预测的区

---

[1] 大脑转换的一些其他方式详见第二十章《怎么让大脑休息一下？》。

[2] 2000年，两位来自剑桥大学（Cambridge University）和多伦多大学（University of Toronto）的临床心理学家约翰·特斯达尔克和辛德尔·西格尔（Zindel Segal）通过研究得出了这一结论。

域的脑灰质①密度就会提高。②

"大脑像由争夺国家统治权的几个敌对政党组成的议会一样。"

《深入大脑》（*The brain. The Story of You*，2015 年），大卫·伊格曼（David Eagleman），神经生理学家，斯坦福大学（Stanford University）教授。

---

① 脑灰质：大脑皮层，大脑皮质。
② 2011 年，马萨诸塞州综合医院（Massachusetts General Hospital）神经病学系的神经生理学家们通过研究得出了这一结论。

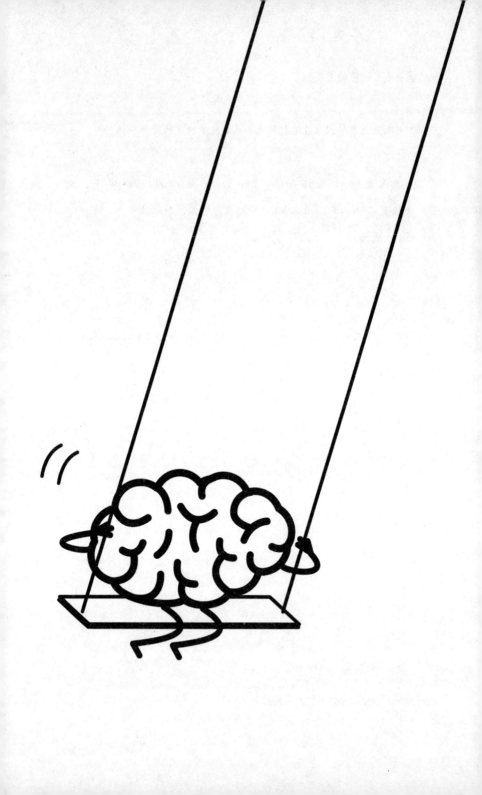

第十五章

可以放松对
大脑的监督吗?

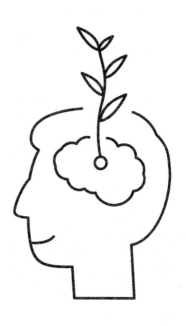

于 2001 年进行的一项研究可能是大脑功能领域中最令人惊异的发现。

科学家们发现，当我们不给大脑布置任务的时候，它的工作会比我们认真去想或者去分析某件事的时候更有效率。

这个奇怪的现象首先是由 L. 索科洛夫（Louis Sokoloff）领导的美国科学家们于 20 世纪 50 年代在实验中发现的。实验结果显示，"休眠"的大脑所需要的氧气和能量会比有意识地解决某项任务的大脑所需要的要多。

但是这一观点和传统意义上人们对大脑工作的印象不符，而且无法被成功证明，在当时就被忽略了。

直到过去了半个世纪，在控制我们执行的所有无意识行为的默认模式网络（DMN, Default mode network）被发现之后，这一观点才被成功证实。[①]

我们都知道大脑存在一种"自动驾驶模式"。这没什么可奇怪的。我们的大脑不需要我们有意识地加入，就能够收拾房间，洗盘子，准备午饭，还能够系鞋带，在商店里面买晚饭的食材，给被子套被罩等等。

虽然我们完全了解大脑的自动驾驶模式，但是我们绝对不能想象它的活动规模。

开始 DMN 研究之后，科学家们发现，如果我们的意识不参与的话，70% 的活动我们都可以使用自动驾驶模式在一天之内完成。如果这些活动

---

① 索科洛夫的研究在 90 年代初由另一位美国科学家巴拉特·比斯瓦尔（Bharat Biswal）继续进行。之后美国神经生理学家戈登·舒尔曼（Gordon Shulman）以及华盛顿大学的学者马库斯·赖希（Marcus Raichle）也参与了这项研究。从那时起，DMN 网络的研究开始活跃起来，并且每年关于这一主题的学术论文数量也在飞快增加。

属于不同类别的话，一共可以完成90%！

有许多致力于培养"存在"和意识效率的精神流派，它们认为应该由我们下意识地控制自己的行为并感知周围的时间。

可是，事实上这样做不但不可能提高意识，而且完全没有意义。这种方式与我们大脑工作的基本原则，即"从有意识地执行动作逐渐向无意识地执行动作转换"的原则是相悖的。

换句话说，我们大脑的工作目标是实现从有意识到无意识的转变，而完全不是从无意识转变为有意识。

当我们学习某种技能，比如骑自行车，或弹钢琴的时候，我们的大脑会密切关注我们的每个行动，仔细地把这些动作连续记录到长期记忆区域中，晚上再复习这些课程（也就是在晚上增强动作技能）。

之后大脑就会对你说：好了，我都记住了，接下来我自己去做这件事情了，你就去做点其他的事情吧。比如，你可以一边骑自行车，一边想点其他的事情，你也可以一边削着土豆，一边考虑怎么解决某个问题。

在语言学习中也会发生同样的现象：我们吸收的语言内容越多，我们越会采取自动驾驶模式去使用这门语言。首先我们会去想每个单词，然后我们会去聆听大脑给我们的"暗示"，并且，当我们最终掌握了这门语言的时候，我们就不再去思考搜寻所需的单词，而是直接开始讲话了。

试着去发展意识，去观察大脑是如何完成那些习以为常的行为的，观察咖啡机或者洗衣机是怎么工作的同样也毫无意义。咖啡没煮好，被子没洗好的时候，不要直接去做自己的事情。

因为我们可以信赖我们的大脑，所以培养意识是毫无意义的。

大多数的家用电器中都安装了故障传感器。如果咖啡机的过滤器堵住了，或者洗衣机坏掉了，它会发出信号来引起你的注意。

和洗衣机，咖啡机比起来，大脑要复杂得多。但是从这个意义上来看，大脑与它们非常相似。

大脑也有全面的故障收集器，它是DMN系统的一部分。

大脑可以记住并控制任何一种连续的行为，这种行为的连续性是处在DMN的控制之下的。它可以是我们刚刚学到的语言的句子语序，也可以是整理工作的顺序，也可以是洗碗的顺序。

如果出于某种原因，这种顺序被打破了，大脑很快会找到吸引你注意力的东西，并且它会从自动驾驶模式中删除这个动作，把它传递到意识执行中去。

我们可以在熟悉的道路上自动驾驶，但是当在一个不熟悉的地方遇到堵车的时候，大脑会立即退出自动驾驶模式，引起你对这个问题的注意。

我们可以进行自动工作，但是当房门锁上的时候，大脑就会开始检查，它会翻遍所有的口袋和包，不停地向你发问："文件在吗？电话在吗？钥匙在手里呢，那眼镜呢？"

DMN的工作质量最令人惊奇的地方在于，与有意识的行动模式相比，在自动驾驶模式中我们的行动会更清晰，更有效率。

这和洗盘子，洗被子还有那些分析复杂情况或者解决创造性任务的所谓"小事"完全不是一码事。

DMN工作不只是行为的重复。DMN与大脑形成幻想，还有解决创造性问题的区域使用的是相同的网络。

存在这样一个日常模因 [1]：在一种非日常的环境下洗盘子或者收拾房间，会有十分好笑的效果。这是完全正确的。

当解决某个问题遇到瓶颈时，或者你需要开始进行创造性工作时，或者是你的大脑不再出现新的想法的时候，这时任务就可以交给 DMN 网络解决。

你需要做的只是使用自动驾驶模式来完成已经导入到 DMN 系统中的事情。例如，不去开辟一条新的路线来开车兜风，而是继续沿着熟悉的路行驶。

或者是：沿着走过的路散步，整理房间，洗车，去游泳，或者按照日常的路线去跑步。

重要的是，在这些行为中不要出现任何新的元素。它们应该是那些你完全熟悉的，最好已经成为了习惯的活动。

这样的话，当你整理完房间的时候，你的问题就解决了，大脑就会交给你现成的解决方案。

你也可以使用同样的方法来避免发脾气，消除坏情绪。DMN 的运行过程也包括建立这种情绪氛围。[2]

如果你感到紧张或者情绪低落，你可以去收拾房间，洗衣服，或者进行任何一件日常的事情，过十分钟左右，那些紧张或者低落的情绪就会消失不见。

---

① 模因（英语 meme）：模仿因子，根据《牛津英语词典》，meme 被定义为："文化的基本单位，通过非遗传的方式，特别是模仿而得到传递。"meme 在日常生活中体现为我们经常在网络上接触到的以文字形式表现出来的"段子""梗"，或者是以图片形式表现出来的"表情包"等。
② 关于该问题，详见第二十六章《如果大脑破坏了你的心情，应该怎么做？》。

存在这样一个日常模因：在一种非日常的环境下洗盘子或者收拾房间，会有十分好笑的效果。这是完全正确的。

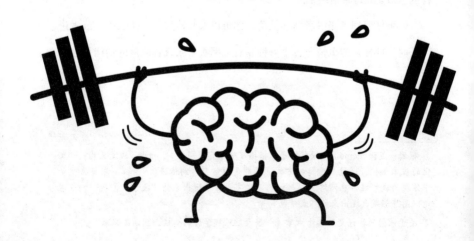

如果故障检测器停工了，应该怎么办呢？

通常情况下，我们的故障检测器一遇到故障就会立即启动。但有的时候我们只有在路上才会想起来关于熨斗或者眼镜的事情。当我们忙着回家关掉熨斗的时候，我们的大脑会给我们播放出一些可怕的火灾画面。

在这种情况下我们要怎么做呢？可以重新设置一个模式！试着把你发现漏洞的这个过程重复几遍，检查你的每一步行为，尤其要注意那些也许你在自动驾驶模式中会忽略的行为。你可以在心里把它们记录下来，也可以大声说出来。这时，大脑就会把那些旧的顺序去掉，记下新的顺序。

在自动驾驶模式中，许多决定也是有意识地做出的，这种说法对吗？

是的，大脑经常这么做！那些看起来好像是我们做出的决定，实际上是大脑比我们早一点做出的。我们只是在后来适当地采用了它们，尽管我们认为，这个决定是我们有意识地独立做出的。关于为什么大脑会领导我们的问题，详见第九章《我们和大脑哪一个更重要？》。

其实，学校每节课和课间休息长度之间的关系是符合大脑最佳工作能力公式的。

首先提出这个公式的人是戴尔·卡耐基（Dale Carnegie），他在 20 世纪 50 年代写道："任何一种活动都应该工作 50 分钟，休息 10 分钟。"

但是，这个原则在科学上得到证明却是在 2014 年由多伦多大学士嘉堡分校（University of Toronto Scarborough）的专家们在为上班族寻找良好的午休模式时得出的。

很明显，大脑的工作能力受频繁的短时休息影响要比较少的长时休息影响要大。

事实证明，"校园式"节奏是最佳的：每小时短暂休息一会儿。

参与这项发现的研究者之一，约翰·特鲁贾克斯（John Trougakos）教授解释称，对意识层面的工作来说，大脑拥有的能量储备相对较小，并且有限。这个储备需要每小时补充一次，因为它很快就会被消耗掉。

特鲁贾克斯写道："这种心理储备的空虚会使任何一个领域的工作效率降低。"

专注工艺创新的公司古里帕在 2014 年也得出了这个结论，他们进行了一项专门实验来确定原本工作效率相同的员工们在哪个时间段内的工作效率最高。

结果显示，最有效率的并不是那些比所有人都早到，又比所有人都晚走的员工。而是那些在工作中经常进行短暂休息的员工。最理想的时间表是 52/17，也就是 52 分钟的积极工作后，进行 17 分钟的休息。

有趣的是，公司中以这种节奏工作的最有效率的员工，一般都没有把这 17 分钟花在查看私人邮箱，浏览 Youtube 或者脸书上。

他们用这段时间进行线下活动，比如，喝咖啡，聊天（不谈工作），或者读书。

第十六章

运动对大脑
有作用吗？

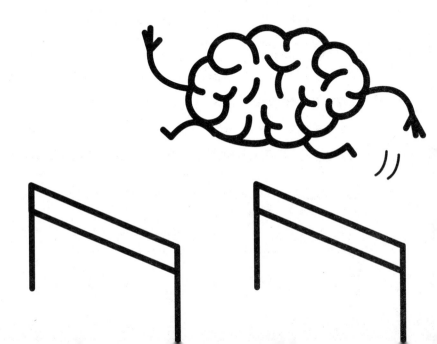

20 世纪 50 年代末，苏联边防部队在阿卢什塔①发现并逮捕了一名外国潜水员间谍。经过密切观察（12 小时的审讯）后发现，这位所谓的"间谍"居然是非常热爱水肺潜水运动的苏联院士庞特科沃。

还有几个学生在向庞特科沃学习潜水，他们分别是苏联理论物理学家谢尔盖·卡皮察（Sergei Kapitsa）和阿卡迪·米格达（Arkady Migdal）。这三位科学家在 20 世纪 50 年代水肺潜水还没有流行起来的时候就开始积极地进行这项运动了。

从儿时起，我们的意识就被嵌入了各种思维定式：聪明的人就是瘦弱的、驼着背的。而强壮的、有肌肉的人的智商就没那么发达。

但实际情况刚好相反。

柏拉图也是一名摔跤运动员。罗蒙诺索夫也是一名击剑手。普鲁塔克也是名拳击手。

亚瑟·柯南·道尔是一名拳击运动员。他在 1894 年成为了英国的拳击冠军。

阿加莎·克里斯蒂（Agatha Christie）②是专业冲浪者，也是英国第一位掌握这项运动的女性。

尼尔斯·波尔（Niels Bohr）③也在为丹麦国家足球队效力。当波尔获得诺贝尔奖时，丹麦体育报纸刊登了这样的文章，标题为《我们的守门员

---

① 位于今天俄罗斯的克里米亚境内。

② 阿加莎·克里斯蒂（Agatha Christie）：英国著名侦探小说家。

③ 尼尔斯·波尔（Niels Bohr）：丹麦物理学家。

获得了诺贝尔奖》。

运动是正确保养大脑的一项绝对条件。不管这个观点听起来有多奇怪，做运动确实能够对大脑产生细胞层面的作用。

一系列研究证明，运动会促进大脑中负责学习和记忆区域的海马体区域的增长。[①]

并且，在任意一个年龄段都会出现这种效果。

运动带来的这种效应会影响大脑负责思维过程的部分。正如研究所说，和那些不太愿意做运动的人相比，经常做运动的人大脑的这部分区域更大。

哈佛大学医学院神经生理学家斯科特·麦金尼斯（Scott McGinnis）称："近期最令人惊叹的发现之一就是，半年或者一年左右有规律地做运动会使大脑的几个区域在物理性质上有所增长。"

对大脑最有益的运动是有氧运动[②]。最好是在有新鲜空气的室外。其中最有益的是跑步[③]。但是游泳、跳舞、滑雪或者骑自行车也不错。

除了提高人的记忆、学习和思考速度外，有氧运动还可以显著提高精神集中能力。在丹麦，学生的每节课之间增加了 20 分钟的有氧运动之后，

[①] 2015 年，哥伦比亚大学（Columbia University）的学者们通过实验证实了这一观点。实验对象是一组不同年龄段的男性和女性，要求他们每周做运动四次，每次一小时。12 周后，参与实验的这些人的海马体都增长了 2% — 3%。斯科特·斯莫尔（Scott Small）教授领导的一组神经科学家在同一所大学重复进行了该实验，也证明了该实验结果的有效性。这次实验的参与者主要是中老年人，半年内，他们每周做三次有氧运动，每次一小时。这项实验结果完全证明了之前实验结果的正确性：做运动会开启海马体中的神经发生过程。

[②] 有氧运动是一种以氧气作为保持肌肉运动的主要能量来源的运动。"有氧"是指"有氧气"。有氧运动包括步行、跑步、游泳、滑冰、台阶跑、划船、滑板、轮滑、跳舞、篮球、网球等等。

[③] 来自伊利诺伊大学芝加哥分校（University of Illinois at Chicago）的一组研究人员通过脑部扫描实验发现，在跑步中，大脑负责决策、计划和多任务处理的区域会被激活。

他们长时间集中注意力的能力得到了明显提高。在美国，一些学校也采用了类似课时系统进行实验，取得了相同的效果。

但有氧运动最重要的意义在于它能够迅速、有效地改变人们的心情。

不论你原来的心情有多差，跑步半小时后，你的心情就可以完全改变。这是因为在有氧运动时，大脑会合成一种"内部药物"——内源性麻醉剂，它的作用与大麻和海洛因类似，但是对我们没有任何的负面影响。

这类内源性麻醉剂会减缓肌肉疼痛，减轻焦虑。不同的麻醉剂互相作用，能够减少消极情绪、抑郁状态，给我们带来愉悦感。

要记住，从大脑的角度看来，最重要的运动规则就是不要过度。对大脑来说，轻度或者中度负荷的运动是最有益的。过度的运动会变为压力，不仅不会起到锻炼大脑的作用，还会对记忆产生不良影响。

大脑不喜欢做太多运动。标准的建议是：一天进行 30 分钟中等强度的运动，一周的运动时间约是 150 分钟。但是这也不一定是必要的。

一周两次，每次一个小时的快步走就足以见效了。

步行对大脑有着惊人的影响。德国学者证明，将行走（或者骑自行车）与学习外语结合起来会有利于记忆新单词。[①] 这样的条件是：不能在步行、骑车之前或者之后学习，而是要一边进行这项运动一边学习。所以，如果你想快点学会新的语言，拿起你的耳机，播放外语音频课程，上路吧！

最近，美国心理学家的研究同样证明了梭罗和尼采的观点：行走会促进新思想的产生。[②] 有关大脑活跃度的测量证明，在行走时大脑活跃程度

---

① 这项研究是在歌德大学（Goethe University, Frankfurt am Main）的医学心理学研究所（Institute of Medical Psychology）进行的。

② 这项研究是由玛丽·奥佩兹佐（Marily Oppezzo）博士和斯坦福大学教育研究生院教授丹尼尔·斯沃茨（Daniel Schwartz）于 2014 年进行的。

会提高 60%。

创造性任务最好在步行中解决。最理想的地点是在公园，在有新鲜空气的室外进行。但一般来说，在跑步机上行走也可以。

有趣的是，这仅适用于解决创造性任务，而对解决逻辑或技术问题则不会产生任何影响。

如果运动给大脑带来的都是正面影响，那为什么不是所有的运动员都是高智商的人呢？

运动对大脑有好处，但这并不意味着，你做的运动越多就越聪明。高强度和竞技运动都会有给大脑带来负面效果，因为它们通常会给我们大脑造成负面影响。

除此之外，虽然运动对大脑是有益的，但是如果只有运动的话，当然不够。

开发大脑的唯一方法就是频繁给大脑布置新的智力性任务。不这样做的话，任何运动都不能起效。

瑜伽会影响大脑吗？

是的。2010 年进行了一项专门实验，结果显示，受试者们进行了八周的瑜伽和冥想之后，不止压力减少了，大脑中负责形成消极情绪、恐惧和忧虑状态的杏仁核 [1] 尺寸也缩小了。[2]

---

[1] 杏仁核分为两部分，位于大脑颞叶深处。杏仁核的功能主要是情绪，尤其是消极情绪的形成。

[2] 该研究于 2009 年在查尔斯敦的马萨诸塞州综合医院进行（Massachusetts General Hospital, Charlestown）。

运动是正确保养大脑的一项绝对条件。不管这个观点听起来有多奇怪，做运动确实能够对大脑产生细胞层面的作用。

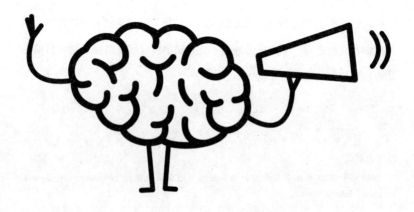

如果你想针对一天内收到的信息给大脑信号的话，就需要认真地将其保存到内存中，这可以通过两种简单的方法来完成。

可以设置"情绪标记"。需要给事件设置情绪色彩，将这件事和该情景下最情绪化的方面联系起来。

这件事情会被记住是因为大脑会更好地记住带有情绪色彩的信息。

可以设置"重要"的标记。为此，只需对自己重复一下那件你想记住的事情，并对自己说："这件事情对我很重要，我将来一定会需要它。"

或者可以花一些时间尽快弄明白你想记住的东西。寻找区别，提出问题，考虑需要记住的信息的各个方面。

大脑需要几次才能够很好地记住有意义的材料。

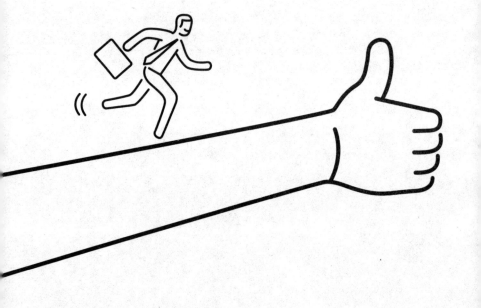

第十七章

大脑爱坐飞机吗?

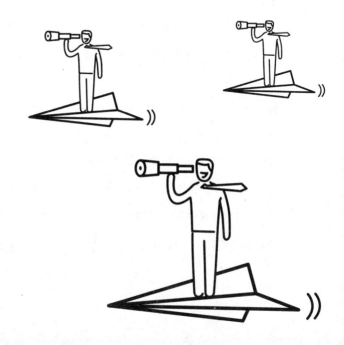

大脑非常喜欢旅行。旅行对大脑来说是一种创造新印象的过程。这种过程对大脑来说是十分有益的。

大脑喜欢步行，喜欢去高的地方，喜欢坐汽车，骑自行车，也喜欢坐火车。这样做大脑会很舒服。

但是只有飞机例外。

机舱是大脑感到最不舒服的地方。

美国科幻作家威廉·吉布森（William Gibson）写过这样的句子："身体是随着飞机一起飞行的，可是心灵却不会飞得和身体一样快，因此，飞行时你之所以感觉到心情不好，是因为你的心灵还在追赶着你的身体呢。"

吉布森的这种说法看似荒诞，其实已经接近真相了。

对大脑来说，问题不是在于飞机飞行的速度，而是飞行中跨越的时区数量。

大脑是一个非常忙碌的物体。它一天的计划会精确到每小时，甚至每分钟，大脑的时间表与我们原本的睡眠和清醒时间密切相关。

大脑需要一整天的时间来适应因跨越一个时区而产生的一个小时的时间变化。如是乘坐汽车和火车跨越时区的话，心灵和身体差不多也是这个速度前进的。也就是说，如果你在火车或者汽车上进行长途旅行，你的大脑会有充足的时间来适应旅途的时间变化。

当然，飞机的情况则完全不同。如果你在飞行中穿越了好几个时区，抵达的时候你的大脑会受到巨大的冲击，它会开始按照紧急程序重新启动自己的工作。

大脑需要 9 — 10 天才能够完全适应 12 个小时的时差。在这期间，大脑的工作会处于一种被破坏的状态。

如果你飞去地球的另外一端的话，请你记得要休息 10 天左右。这样的话，你的大脑差不多才会休息好。你回家的时候，大脑差不多也要这么长的时间才能恢复过来。

即使是相对较短的飞行大脑也会感觉到不舒服。

对大脑来说，没有比缺水和缺氧更糟糕的体验了。而这正是我们每次乘飞机时大脑所经历的事情，就算是再短的飞行也是如此。

飞行环境属于低压环境，此时血液中的氧气含量会减少大概 6% — 10%。这是健康的人的数据。而那些患有心脑血管疾病的病人，血液中的氧气含量会降低 25%。

机舱中的空气湿度比沙漠还低[1]，会造成人体缺水。你注意过没有，在飞机上人经常会想吃咸的东西。大脑需要盐。因为盐会保持体内的水分。

如果我们在地面处于这样的状况，我们会认为这是完全无法忍受的。但是在坐飞机的时候，我们却能与这种不适和平相处。有时甚至不会去在意它。

而大脑却会意识到这种不适。

飞行对大脑功能影响程度的一个很明显的标志是：飞行过程中，我们味觉和嗅觉的感知能力降低了约三分之一。气压越低，大脑越难识别味道和气味。[2] 这与对飞机餐"毫无味道"的印象密切相关。

---

[1] 在撒哈拉沙漠里面，相对湿度为 30% — 50%，而在机舱里相对湿度则仅有 20% — 25%。

[2] 汉莎航空公司（Lufthansa）委托德国弗劳恩霍夫建筑物理研究所（Fraunhofer-Instituts für Bauphysik IBP）的安德烈·布尔达克－弗雷塔格（Andre Burdak-Freytag）领导的一组科学家对乘客的口味偏好进行了研究。

大脑需要 9—10 天才能够完全适应 12 小时的时差。在这期间，大脑的工作会处于一种被破坏的状态。

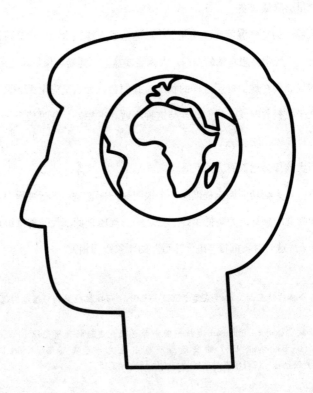

航空公司在知道这一点之后，就开始考虑这个问题。如果你把某个飞机餐留到落地之后再吃，这个食物就会变得特别咸，味道也会变得特别丰富。虽然在飞行期间它们吃起来一点味道都没有。

另外，频繁的飞行会明显影响人的心情。飞行 12 个小时的话，我们的心情需要 2 天才能恢复过来。[①]

你是否觉得，飞行期间人经常会感冒？其实这并非偶然，感冒也不是由于机场拥挤或者是身体要适应新环境而造成的。

最近，科隆大学完成了另一项科学研究，研究人员发现了另一件有关飞行的"怪事"。在飞行过程中，与人体免疫应答机制相关的分子平衡发生了变化。[②] 简单来说，就是飞行会降低我们免疫系统的工作效率。

但是大脑在飞行中经历的最不高兴的事，既不是缺水，也不是缺氧，也不是味觉失灵，而是压力。

我们的大脑最基本的任务是保障我们的安全。大脑完全不会影响我们的情况很少，它也完全不会有任何机会在危险时给自己辩护。

不论我们有没有意识到，飞行期间大脑确实是遭受着压力的。即使你把飞机当成家，这种压力也依然存在于你的意识中。

频繁飞行给大脑造成的压力所产生的反应和其他压力是一样的。大脑会开始遗忘，焦虑，并且不再控制胃肠道的正常运行，不会把血糖维持在正常水平。大脑有时会变得非常暴躁易怒，有时又会变得十分多愁善感。最令它不愉快的事情就是，飞行时大脑会完全停止生产"幸福激素"，也

---

① 这种联系是由剑桥大学（University of Cambridge）精神病学教授爱德华·托马斯·布尔摩尔（Edward Thomas Bullmore）发现并研究的。

② 这项实验是由德国航空航天医学会（German Society of Aerospace Medicine）主席乔恩·恒科贝恩（Jochen Hinkelbein）发起并领导的。

就是血清素。

那么，如果工作需要出差，一周最多飞几次呢？哪种频率的飞行是对大脑无害的呢？

没有很精确的答案。坐飞机越少越好。

航空公司的飞行员有一个飞行时间的限制，超过这个时间后他们就会退休了。如果一年的工作时间是 6000 小时，那么他们在空中的飞行时间一年不会超过 800 小时。飞行一旦超过这个时间，会对他们的健康产生不良影响。

飞行期间我们会受到一定量的辐射，这个观点是正确的吗？

这是正确的。乘飞机飞行一小时大约等于去一趟 X 光室。如果在飞行期间遇到了雷雨，或者是经过靠近两极的高纬度地区，受到的辐射会更多一些。

我们飞行的高度越高，我们听到的"声音"就越多。客机一般在 9 — 12 千米的高度飞行。10 千米左右高度的辐射约为 125 微伦琴 / 小时 [①]。

可以对比参考一下：20 — 50 微伦琴 / 小时的辐射水平是完全无害的。欧洲大城市中，辐射平均水平为 40 微伦琴 / 小时。而在切尔诺贝利地区，辐射水平可以达到 400 微伦琴 / 小时。

荧光 X 光摄影时，我们受到的辐射为 100 微伦琴 / 小时。

飞行员和空乘人员要比核电站工作人员受到的辐射多。

由于这个原因，飞行员和空乘人员也被正式划分为"在危险领域工作

---

① 微伦琴：是放射性物质产生的照射量的一个单位。得名于德国物理学家威廉·康拉德·伦琴。1 微伦琴等于 10 的 6 次方伦琴。

的人"。

我们认为，人有五感：视觉、听觉、触觉、嗅觉和味觉。但实际上人有第六种感觉，就是人在空间中的平衡感和身体位置感。

你有没有过在特别熟悉的地方迷路的经历？这个状态我们把它称为"暂时方向感遗失"。

这种方向感遗失的发生比我们认为的要频繁。而且这种状态不会导致任何疾病。

暂时方向感遗失是由内置导航器的断开造成的，该导航器位于我们右脑的顶叶中，我们可以使用它在空间内导航。

内置导航器的断开一般都是突然发生的，比较罕见。就像你刚醒来的时候，头脑不是很清醒，不太明白自己是怎么来到这个世界的一样。

这时你的第一反应一定是恐惧。我在哪里？我要去哪里？我怎么能在这么熟悉的地方迷路呢。你会感觉到快要窒息了。你可能会感到眼前发黑，脉搏和心跳加快，压力上升，血糖下降。

一般来说，缺糖是造成这种迷失的原因。大脑对葡萄糖水平下降的反应非常强烈，一旦葡萄糖含量下降，大脑将关掉所有不必要的"服务"，从而节省能量来为重要的器官和系统提供服务。大脑认为并不是很重要的一项服务就是它的内置导航器。

那么，在这种情况下应该怎么办呢？可以吃点东西，比如吃颗糖，喝一口甜的饮料，均匀呼吸，放松，环顾四周。不要努力去想这条街在哪里，这个房子是什么，只是简单地环顾四周。用一个游客的眼光去打量这条街，几分钟后大脑的导航器就会重新启动。

我们也可以自行帮助右脑打开导航器。把左手紧紧握拳，重复几次就可以了。

　　或者用左脚跳（不管这个动作有多傻，但是这种方法确实有效，并且已经经受过了检验）。

第十八章

大脑喜欢什么颜色？

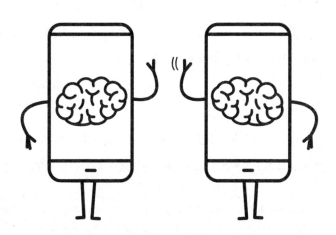

米哈伊尔·布尔加科夫笔下沃兰德①的原型是苏联天才飞机设计师罗伯托·巴蒂尼。巴蒂尼本人也有着异于常人的性格。和其他苏联时期的工程师不一样，他总是戴着柔软的贝雷帽，系着一条白色的丝绸围巾，上面别着镶钻的夹子，看上去就像来自另一个星球的人。

巴蒂尼在库图佐夫大街上有一套两居室的公寓。其中一个房间的天花板上画着太阳，四周的墙壁上画着大海和岛屿。巴蒂尼就在这里休息。

巴蒂尼的第二个房间被涂成了鲜红色。地板，天花板，到处都是鲜红色。巴蒂尼在这里工作。他认为，红色会对大脑的创造力和活跃度产生巨大影响。

其实，他的这种想法是不正确的。

红色确实会促进大脑的活动。但是与巴蒂尼的想法完全相反的是，红色并不会影响创造力。创造力的提高其实是黄色的功劳。②

其实每种颜色都会对大脑产生特殊的影响。这是非常奇怪的，因为颜色其实是我们大脑自己创造的一种幻觉。

从物理的角度来说，颜色是光学范围（光谱）的电磁辐射的一种主观定性特征。

颜色是主观的，因为自然本身是没有颜色的。所谓的颜色其实是我们大脑在处理了那些来自眼睛光敏细胞的信号后，在意识中进行的主观诠释。

---

① 沃兰德：角色名，出自米哈伊尔·布尔加科夫的作品《大师与玛格丽特》。
② 第一位提出并对色彩心理类型做出主要阐释的学者是德国著名诗人、博物学家约翰·沃尔夫冈·冯·歌德（Johann Wolfgang von Goethe），他研究了不同色彩对人类心理的影响，创造了我们所谓的"色轮"。他的作品《颜色论》于1809年出版。

至于什么是颜色的问题，量子力学的创立者之一，诺贝尔奖获得者埃尔温·薛定谔这样解释道："如果你问物理学家，在他的概念里是否有黄色，他会说，黄色是一种长度约为 590 纳米的横向电磁波。如果再问他：'那黄色在哪里呢？'他会这样回答：'在我的世界里没有黄色。黄色只是当这些电波到达健康的视网膜上的时候，拥有这只眼睛的人会产生黄色的感觉。'"

也就是说，作用在大脑上的并不是颜色，而是一定光学范围内的电磁辐射，大脑把这种电磁辐射解释为黄色。[①]

1976 年，生产日用品的 Kupchella 公司针对他们新推出的洗衣粉进行了消费者调研。调研参与者们认为他们使用了不同成分的洗衣粉。但是实际上，他们使用的是放在不同颜色盒子中的同一种洗衣粉。

调研结果非常令人惊讶。受访者认为，蓝色盒子中的洗衣粉质量最差。而黄色盒子中的洗衣粉是质量最好、最有效的。

调研中最令人惊异的是，在给出答案之前使用了一段时间洗衣粉的参与者，不会根据对盒子颜色的印象来评价洗衣粉，而会根据洗衣粉的实际效用来评价它们。

颜色在药物学上的效用也是一样的。电影《黑客帝国》中创造的选择蓝色药丸和红色药丸这一桥段是有现实的心理基础的。确实，这两种颜色的药丸从根本上就不同。

患者会认为红色，橙色还有黄色的胶囊里面的药比蓝色的胶囊更加有效。而且他们并不是按照对胶囊的印象，而是根据药剂现实的使用情况来评价疗效的。

---

① 1950 年，S.V. 克拉夫科夫院士证明了颜色对人的自主神经系统和大脑皮层的生理作用。

红色，也就是固定参数的电磁辐射，能够对大脑造成特定的作用。

而且，如果您愿意的话，可以和飞机设计师巴蒂尼一样，将这种效果应用到实际生活中。

黑色不止会让人显得苗条。这种参数的电磁辐射能够促进大脑做出高效的建设性决定。试一试在黑暗的房间里，闭上双眼，解决一个实际任务，你会马上感受到黑色给你带来的帮助。

黄色是对大脑作用最强的颜色。[①] 在黄色的作用下，大脑会提高自我评价的能力，增加创造力。黄色眼镜会令心情愉悦，这种说法也和黄色对大脑的作用相关。

蓝色是平静的颜色。这种类型的辐射会让大脑平静下来，消除大脑的压力。日本奈良市政府曾经进行过这样一个实验：在马路和火车站上安装蓝色的灯。结果事故的发生率降低了9%。

但是房间里或服装上过多的蓝色则会带来疲劳感……[②]

而这种疲劳感会被绿色消除。绿色不仅可以缓解疲劳，还能够减少给身体带来的刺激和疼痛。

第一次世界大战期间，伦敦国际色彩学院副院长霍华德·坎普·普罗斯为医院的病房设计了多种颜色来救治伤员。他设计的病房有着天蓝色的天花板，浅绿色的地板和柠檬黄色的墙壁。[③]

---

① 这一点是由心理学家，潘通色彩研究所执行董事莱瑟里特·艾斯曼（Leatrice Eisman）研究证明的。

② 这一点是由神经心理学家，决策神经生理学领域《超蓝色——个体发生中的颜色导航》的作者维多利亚·马利纳（Victoria Malina）的研究证明的。

③ 出自吉姆·贝利曼《色彩疗法：拉塞尔·利亚红十字会神经之家中艺术与医学的融合》（The Colour Treatment: A Convergence of Art and Medicine at the Red Cross Russell Lea Nerve Home），伦敦记事报，1917年。

有意思的是，现在医疗机构越来越频繁地使用蓝色或者绿色工服。

如果你想让房间变得凉快一点，你可以把房间的一面墙涂成紫色。相反，如果你想要房间变得温暖一点，你可以把它涂成橙色。这种类型的辐射会影响大脑接受外部温度的能力。

大脑会把白色当作没有攻击性的标志。但是不建议把用于工作的房间的墙壁涂成白色。白色在室内会引起人的无聊感，减少大脑的活动。工作区域的白色墙壁看起来可能会十分洁净，别具一格，但是它并不会对工作产生任何的助益。

1979 年瑞士发明了一种对攻击性囚犯进行心理惩罚的一种方法。瑞士的监狱里有许多粉红色的小房间，男性犯人们被送到这样的小房间里面接受惩罚。

这种惩罚的意义是让男囚犯被关到这种粉红色的小房间之后倍感羞辱，是在挖苦他们。

但是实践证明，其实这种惩罚更接近一种心理疗法。粉红色所具有的良好安抚效果会改变攻击性囚犯的行为。

还有一种专门的粉红色调，它会给大脑造成强烈的安抚作用。这种色调是 70 年代末在美国被发现的，被称为"贝克－米勒色调"，这是以首次使用它的监狱工作人员命名的。

我们可以用不同的方式来使用粉红色的效果。除了在监狱中使用之外，父母也可以使用这种方法。如果你想度过一个平静的夜晚，你可以给你调皮的孩子买一顶粉红色帐篷。

颜色可以治病，这种说法对吗？

这种说法是正确的，有一个医学方向就是色彩疗法。它是 1877 年由黄色是对大脑作用最强的颜色。

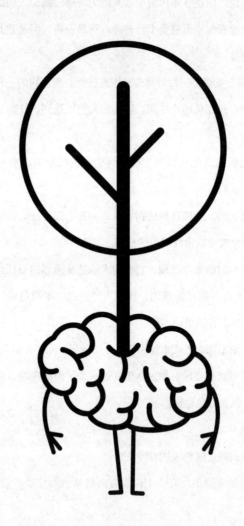

两位英国医生约翰·唐和约翰·布兰特发现的。他们发现了紫外线的治疗性质，并开始使用紫外线来治疗皮肤病和软骨病。

丹麦的一位医师尼尔斯·瑞伯格·芬森发明了使用不同长度光线进行治疗的科学方法。1889年，他证明了英国医生这项发现的正确性，而且他又发现了紫外线能够杀死细菌，给房间消毒。1893年，芬森发现，红色可以治愈伤口，所以他创造出了一种"红色房间"的病房。之后他发明了"芬森灯"，在高浓度的紫光和紫外线中治疗一种当时看来很可怕的绝症——皮肤结核。

1903年芬森获得了诺贝尔奖，他的颁奖词中写道："他用集中的光射线治疗疾病，为医学科学开辟了一条新路。"

"你看彩虹的时候，会看到不同颜色的条纹。但是，大自然中的彩虹没有条纹，它只是一个连续的光谱。这种光谱没有边界，也不是条纹状的。我们人类内部有类似'红色''橙色'和'黄色'的概念。大脑会自动使用这些概念，将光谱中的特定范围分组，把它们分成单个的颜色。因为大脑低估了同类颜色的差异，而高估了不同类颜色的差异，这才会使人察觉到颜色条。

人的情绪是真实的，但它的真实也是与树木倒下的声音，感受到的红色，还有花朵与杂草之间的区别一样的。它们都是在感知这一切的人类的大脑中构建起来的。"

《情绪如何生成：揭秘大脑》（*How emotions are made: the secret life of the brain*，2017年），丽莎·巴瑞特（Lisa Feldman Barrett），心理学家，美国波士顿东北大学（Northeastern University）。

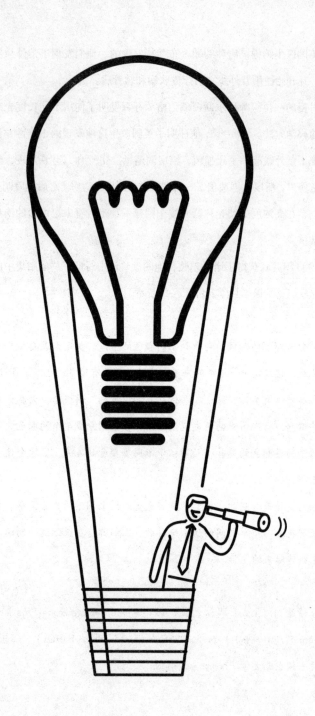

第十九章

大脑是由什么构成的？

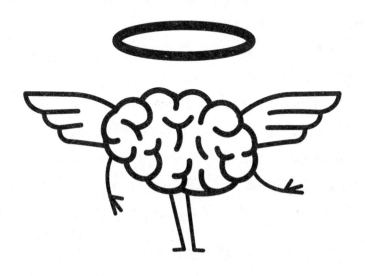

大脑是由什么构成的，是人们几个世纪以来一直研究的课题。

16 世纪时，意大利解剖学家瓦洛里曾试图研究大脑的哪个区域控制勃起。

他最终研究清楚了这个问题。[①]

大脑研究的痕迹也体现在我们的语言中。

当我们觉得一个人十分细心的时候，我们会说："他的后脑勺长了眼睛。"

当我们觉得一个人不能解决某个问题的时候，我们会说："他脑袋撞墙上了吧。"

当一个人在事后才明白应该怎么做的时候，我们会说这个人"事后诸葛亮"，也就是所谓的"事后聪明"。

令人惊讶的是：一切就是这样的！眼睛在我们的后脑勺上，我们是在用脑袋来解决问题，而且事后聪明效果会更好。

原来我们认为，大脑只是一个器官而已。其实并非如此。大脑是一个互相作用的器官系统，是一整个机体。

如果我们决定了要安排一次通往大脑的旅行，传统上来说，会有一个导游用麦克风喊"向左看，向右看"，那么这次旅行必须从半球开始。

我们都知道，大脑有两个半球。但很少有人知道，大脑之所以分成两个半球是为了保护它自己。

---

① 有趣的是，瓦洛里是格雷戈里十三世教皇的私人医生。

如果一个半球的某个器官受到了损害，大脑就会把它的功能转移到另一个半球的类似器官中。①

两个半球的表面都覆盖着皮层。和它的名称不同的是，皮层并没有防护作用。皮层是大脑单独的、非常重要的结构，是所占大脑面积最大的部分。它的不同部分具有不同的作用。

例如，所有庞大的视觉流，都是由眼睛输送到我们大脑的，是由位于枕叶②的专门皮层解释的，这就是所谓的"视觉皮层"。

所以"后脑勺上长了眼睛"的说法是完全正确的。

而我们耳朵所接收的所有听觉信息，都会由颞叶附近的皮层负责解读。

皮层会以褶皱弯曲的形式集合。但是"越弯曲越聪明"这种观点其实没有任何意义，因为皮层的弯曲程度和人的思维没有关系，而它们的数量也不会决定人的智慧或智力水平。

实际上大脑皮层的褶皱是为了包住体积较小的大脑而产生的。

如果把大脑皮层取出铺开，展开所有的褶皱，会得到一块长和宽均为70厘米的"布料"，它和一个标准枕套的大小差不多。

你拿一个枕套盖住头的话，马上就会明白，为什么大脑需要褶皱了。

"大脑皮层"这个名称会造成一种错觉，让人以为它是一种次要的事物，令人觉得"真正的大脑"其实位于这一部分的下方。

事实绝非如此。

虽然皮层的厚度仅为 1.5 — 4.5mm，但是它是大脑所有结构中最主要

---

① 这被称作大脑成对出现部分，两个部分分别位于大脑不同的半球中。大脑的这种成对结构包括：杏仁核、纹状体、海马体等等。

② 大脑皮层分为额叶、顶叶、枕叶和颞叶四个部分。枕叶位于大脑半球后端，也就是我们俗称的后脑勺部分。

的部分，它是神经系统的最高级中枢。皮层会保证大脑的整体功能，或者更确切地说，新皮层就是我们会主动思考的大脑。

所有的思维活动都由额叶部分的皮层负责。

额叶皮层的面积是最大的。在解决复杂问题的时候，我们不是无意地"脑袋撞墙了"，因为额叶皮层的主要功能就是思考。

另外，额叶皮层也代表着我们道德的准则。这就好像我们的额头上坐着一个随时密切关注着我们的脾气火爆的宿舍管理员：他会随时检查我们穿了什么，说了什么，和谁一起散步，有没有按时回家等等。

颞叶皮层在耳朵旁边，它负责整个听觉系统：语言的分析和合成，能够识别单词、音调、节律和音乐。另外，大脑颞叶皮层下方是我们的情绪中心。所以，音乐会给我们造成强烈的情绪作用。

顶叶皮层位于大脑的"顶端"，负责身体的空间定位。顶叶中有我们的内部"导航"系统，这个系统会告诉我们，我们在哪里，怎么回家。另外，顶叶还负责协调肢体运动，比如，手该怎么动才能扣扣子。

阿尔茨海默病患者之所以不能完成简单的动作，是因为他们的颞叶受损，无法记住洗脸、穿衣服或者系鞋带的行动顺序。

从前的观点认为，大脑皮层是我们的意识，而皮层下方，或者更准确地说，皮层下方的结构则是潜意识。而那些不经过思考就可以自动使用的技能，我们可以把它称为"潜意识的行为"。

当然，这只是一个非常简单的表现形式，其实与事实并不吻合。

皮层下方的器官，或者说大脑中心，它们相互作用，从而保证机体的正常运行。

大脑中一共有超过 30 个分区。而且它们中的组织也并不是那么好理解的，因为大脑确实不存在一个单一的、公认的结构方案。

不同的学者和流派对这些部分或者区块的划分不同。有的按照功能分区，有的按照胚胎时期大脑的形成顺序分区，还有的会根据物理结构来分区。

但是总的来说，大脑分成三个区域：脊髓的延伸——脑干，小脑和大脑，也就是皮层覆盖的两个半球。

脑干主要负责反应动作，例如打喷嚏，咳嗽或者呕吐，瞳孔的放大或缩小，血管和消化系统。

瓦洛里在这里找到了负责勃起的区域。从那时起，这个区域就被称为"瓦洛里耶夫桥"。这个区域还负责在睡眠时间内禁用运动功能。如果没有这个区域的话，在睡梦中我们的身体也会继续完成各种我们由于睡眠而取消的行动。

小脑位于大脑的底部。可能正因如此，人们才会说"用小脑去感觉"。这是最早被研究的大脑区域之一。人类历史上关于小脑研究的首次记载是公元 177 年古罗马医师盖伦进行的研究。

小脑一个令人惊讶的特点是：它就像一个微缩版的大脑。和大脑一样，小脑也有两个半球。这两个半球都被皮层覆盖。因此，你会自然而然地产生这样的印象：小脑是大脑的试用版，或者是试用模型，它很快就会长成大脑。

但就像试用版和最终版一样，大脑比小脑要复杂得多。大脑的两个半球皮层下方是内部器官或分区。每个器官或分区都有自己的功能。其中的许多功能我们已经熟知了，但现在每年依然会有一些新的功能被科学家们发现。

例如，最近发现，有一个专门的器官负责我们的良知，还有一个器官负责我们的诚实，尽管这个器官并不能总起效。[①]

大脑中的杏仁核负责我们的积极和消极情绪：右杏仁核负责我们的消极情绪，左杏仁核负责我们的积极情绪。

我们经常认为，积极情绪是重要的、有益的，而消极情绪则是需要避免的。其实，对大脑来说，积极情绪和消极情绪的意义是同等重要的。

因为它们都有各自的任务。消极情绪是生物幸存机制，是一种恐惧的信号。而积极情绪形成得要更晚一些。[②]

巩固记忆是由海马体负责的，海马体负责把新信息和旧信息连接起来。海马体在分析了其他器官所收集的所有信息之后，就会决定忘记什么，保存下什么了。[③]

有意思的是，我们知道，什么器官负责巩固记忆，但是开始我们不知道，记忆到底在哪里。大脑没有能够保存记忆的器官。学者们还在努力确认，大脑是怎么才能保存这么大量的信息的。

现在的大众比较接受的说法是，记忆会直接保存在大脑的细胞核中。[④]

但是不管在哪里保存，大脑都会仔细地收集，分析和保存我们的生活经验。而且，任何信息只有和之前获得的信息结合到一起之后，才能被大脑接受。我们确实是"事后聪明"，因为我们的大脑也只能依靠过去的经验来接受真实的事物。

我们的满足感由一个专门的器官——纹状体负责。确切地说，这个纹

---

① 关于这一点，详见第四章《大脑是否有良知？》。

② 这个结论是根据上个世纪末苏联心理学家伊琳娜、马卡洛娃、迪奥多诺娃的研究得出的。

③ 关于这一点，详见第十二章《怎么让大脑什么都不忘？》。

④ 这一点是由加利福尼亚大学（University of California）神经生理学教授戴维·格兰兹曼（David Glanzman）2018年的研究证明的。

状体 ① 并不是满足的中心，而是表扬的中心。

是的，它就是表扬的中心。但我们的大脑并不会经常使用由它自己生产的内源性毒品来处理和我们的关系。之后大脑会用它们来表扬我们，从它的角度来赞扬我们，表扬我们良好的表现，表扬我们完成的工作，表扬我们的成绩或者是学到的新知识。

我们收到的来自大脑的赞扬都是多巴胺激素产生的。对多巴胺的依赖性在强度上与躁狂症或酗酒类似。我们完全可能陷入到大脑对我们的赞扬中去。也许，"优秀生"或者"好女孩"综合症都与此相关。我们会习惯并且不能失去大脑对我们的赞扬。

生产激素的中心——脑垂体，位于我们大脑的中心。脑垂体和与它相连的脑松果体 ② 被认为是神秘的"第三只眼"，几百年间，这个神秘的部分赋予了我们各种各样魔术般的功能。

从某种意义上来说，这和现实相距甚远。脑松果体是生产激素的工厂，它能够调整许多决定我们生活的过程。例如，松果体会控制催产素的产生，它是一种代表着温柔、爱和情感的激素，能够减少人们的压力，帮助人们适应社会。或者是褪黑素 ③，一种可以调节我们昼夜节律，保持我们白天清醒和活跃的激素。晚上你感到困倦和疲惫的时候，其实就是这种激素释放的结果，它会让你产生那种疲惫的感觉。

大脑需要在我们睡觉的时候处理每天收集的信息，因此它开始进行这项工作的时候，会产生使你感到困倦和疲惫的激素。

---

① 纹状体是位于大脑基地神经核的一对大脑结构。满足按钮位于纹状体的前部，被称作"腹侧纹状体"。那里就是对阿片敏感的接受体。

② 松果体：脑部腺体。

③ 褪黑素和5-羟色胺不是由脑垂体自身产生的，而是由与它相连的松果体产生的。

整个脑松果体和它所属的器官会生产超过 100 种激素，来控制我们从愤怒、幸福到繁殖，再到头发的颜色的所有活动。

当我们在书中读到，或者是在讲座中听到大脑是如何组织的，通常我们的印象都是大脑有着清晰的逻辑组织。大脑中的每个器官都有自己的位置，每个区域都有自己的专业。

这个印象并不正确。

实际上，大脑的组织方式与形式逻辑相比，更符合"有序混乱"的原则。

左脑控制右半边的身体，而右脑控制的是左半边的身体。为什么会这样目前还不得而知。但不论如何，我们左耳或者左眼收集到的所有信息，左手触碰到的所有事物，都会进入到右脑中。而右耳、右眼，或者右手感知到的所有信息，都会进入到左脑中。

事实就是如此。

所有听觉信息都在靠近耳朵的颞叶中处理，这看上去是符合逻辑的。但为什么视觉信息要在离眼睛最远的大脑枕叶中处理呢？

把大脑所有类似的功能分成专门的区域看起来是很合理的，就像我们整理厨房、办公室，或者电脑文件夹一样，我们会在这里放锅，那里放刀叉，这里放照片，那里放测试文件等等。

那么，大脑也是这么组织工作的吗？完全不是！

枕部的视觉皮层负责处理和诠释大脑的全部视觉信息。

但负责识别面部的梭状回则位于用来分析声音的颞叶中。

而顶叶则负责处理三维图像。

颞叶和顶叶的各个部分分别负责我们膝盖、肩膀、肘部、手指、手、眼睛乃至舌头的移动。而定位、移动的速度、方向和力量则是由位于大脑另一区域的小脑控制。而且这种情况只限于被控制的移动。如果这种移动和走、跑一样是自发行为的话，那就是由额叶负责的了。

语言由一个半球控制，而音调由另一个半球控制。如果一个半球发生了故障，另一个半球还能正常工作的话，那这个人说的也可能只是一堆看似语调连贯，但实则毫无意义的废话而已。[①]

这样就可以理解为什么是顶叶来负责身体的空间位置，同时还负责解释冷、热或疼痛的信息，所以在转变空间环境的时候，我们会经常感受到冷、热或疼痛。

但是按照这个逻辑的话，顶叶除了这些功能，还会负责把部分变成一个整体吗？比如，把字母变为单词？

"头脑里一片混乱"这个说法和事实已经相距不远了。在你的智能手机中，各项功能很巧妙地分布到了各个专用程序里面。

只不过大脑并不是智能手机。

当提到大脑的组织方式时，我们就会不由自主地想到英国作家特里·普拉切特的一段话："无序总能战胜有序，因为有序的秩序性更强。"

大脑这样组织的原因，确实还是未知的。但可以确定的是，某种程度上，这个组织会与大脑工作的安全性和可靠性密切相关。

我们的大脑处于一个良好的保护之中。除了头骨防护之外，头骨下方还有三个保护层保护着它。

而且，大脑的许多中心都被复制了。除了上述保护方式之外，功能的混乱分布还为大脑提供了另一个机会，来弥补其他曾经部分执行过这些功能的中心的工作所造成的损害。

1943 年 3 月 2 日，23 岁的年轻中尉扎谢茨基脑部左枕顶叶区受到了

---

① 这被称作"威尔尼克失语症"或者"文字记忆丧失症"。

生产激素的中心——脑垂体，位于我们大脑的中心。

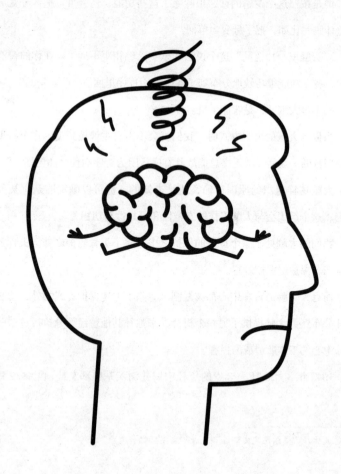

贯穿伤。由于大脑负责读写能力的区域受损，他忘记了如何读和写。

扎谢茨基得到了著名的神经心理学家亚历山大·鲁里亚的治疗。科学家很快就找到了治疗这名中尉大脑的方法。为了恢复书写能力，大脑需要开启运动和移动记忆。扎谢茨基在自己的回忆录中写道，他在恢复训练的时候，只是想着一个词，让手自动把这个词写下来，因为他的手记住了这个运动的顺序。他要重新学习阅读，需要把每个字母联系起来。字母 3 和他自己的姓氏（译者注：3 асецкий）有关，而字母 Ш 和他的哥哥舒拉（译者注：Шура）有关。[①] 所以，在这种方法下他并不是靠字母的样子，而是靠联想关系重新记下了字母表里所有的字母。

阿拉巴马大学神经生物学家爱德华·陶布通过研究中风患者的四肢瘫痪症状发现了大脑类似的工作机制。

医生要求固定住患者健康的手臂，移动坏掉的手臂，时间为每天 6 小时。通过这种方法，瘫痪手臂的功能平均会在两周内恢复。因为大脑开始使用其他没有被中风损害的中心来控制手部的活动。

这种情况很好地说明了大脑的防护程度和它能够弥补损失的能力。

22 岁的美国小伙子特里·华莱士遭遇了一场交通事故，颅骨受伤严重。华莱士活了下来，但他的大脑在事故中已经受到了毁灭性的伤害。他昏迷了十九年。一天，他突然醒了过来。他记得他叫什么名字，发生过什么事情。当医生给他进行扫描的时候，他们惊讶地发现，华莱士的大脑昏迷了十九年，居然自行恢复了，并且长出了全新的神经元连接。

但这也并不是最不可思议的情况。大量有记载的案例证明，人们能够在完全没有大脑，只有一个空颅骨的条件下生存。

---

① 3，Ш：俄语字母。

荷兰最好的制表师之一扬·吉林享年55岁，在对他的颅骨进行检测的时候，人们发现他的颅骨中只有水。

苏格兰谢尔弗雷德市一名22岁的学生学习成绩很好，IQ有126，除了偏头痛，头部没有任何问题。最后这名学生去看医生的时候，被送去拍X光片，结果让所有人震惊了：这个年轻人的颅骨中完全没有大脑。

类似的情况也发生在一个44岁的法国人身上，他因为完全与大脑没关系的病看医生。结果意外发现这个男子的颅骨中充满了液体，没有大脑。这个法国人有妻子有孩子，也有工作。在去医院之前，他完全没有感觉到有任何不对劲的地方。

这种情况下，究竟是身体的哪些器官取代了大脑的功能，整个过程是如何运行的，目前还不得而知。但可以确定的是，"无脑的人"并不是对人的羞辱，而只是一种对身体事实的陈述而已。

"我们的大脑是一个分工明确的平行系统，有无数的决策点和整合中心……几百万个神经元网络像一支武装部队一样，而等待将军命令的士兵却不是只有一个。"

《谁说了算：自由意志的心理学解读》（*Who's in Charge？：Free Will and the Science of the Brain*，2011年），迈克尔·加扎尼加（Michael Gazzaniga），神经心理学家，加利福尼亚大学（University of California）SAGE 大脑研究中心主任。

第二十章

怎么让大脑休息一下？

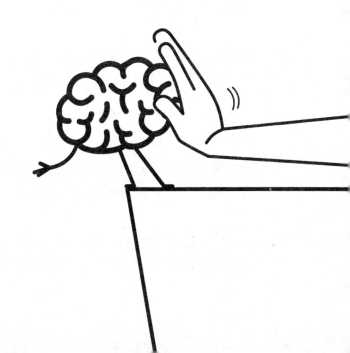

当我们思考某件事的时候，大脑在工作。而当我们什么也没想的时候，大脑的工作则会更加紧张。[1]

我们醒着的时候，大脑会紧张地工作，收集和分析信息。在我们睡觉的时候，大脑会去上夜班。[2]直到早上我们醒来之前，大脑都要处理一整天收集到的信息，部分信息大脑会选择忘记，而部分信息大脑会选择保存下来。

在我们的生活中，不论是睡着还是走着，清醒还是困倦，开车还是吃饭，或是在散步、跑步、游泳、聊天、喝酒……大脑都会一直工作。

不管我们在工作还是休息，大脑都会紧张地工作。大脑的工作没有午休，连喝一杯咖啡，或者抽根烟的时间都没有，更不要说假期了。

问题就在这里。如果不管我们做什么，大脑都一直工作的话，那真的不清楚要如何才能让大脑休息了。而大脑必须要休息。

因为大脑会感觉到累。

当大脑休息的时候，它的效率会降低好几倍。同样的工作，在"新鲜的空气"中完成只要半个小时，而在疲惫的大脑中则需要好几个小时才会完成，而且，会严重降低工作的效率。

那么，如何才能让大脑休息呢？

弗朗西斯·培根为了放松身心会专心阅读烹饪书籍。伊戈尔·斯特拉文斯基在感到疲倦，工作没有进展的时候，会去做倒立。

---

① 关于这一点，详见第十五章《可以放松对大脑的监督吗？》。

② 关于大脑在晚上工作的问题，详见第二章《如何正确唤醒大脑？》。

苏联著名的播音员尤里·列维坦的休息方法是在录音间隙从100数到1，或者把书倒过来阅读。

达·芬奇会通过凝视云层，或者认真注视墙上的裂缝来休息。

有一种观点认为：大脑最好的休息方式就是改变活动内容。这里有一个误解，就是通常人们会认为当大脑的一部分在工作的时候，其他部分就休息了，什么也不干了。当我们思考时，大脑的一部分会发生作用。当我们跑步时，大脑的另一部分会发生作用，这就是我们为什么会认为"大脑已经好好休息了"。

当然不是这样。无论我们做什么，大脑的所有部分都会持续地、频繁地参与其中。没有一个部分会优哉游哉地坐在一边，什么事都不做。

所以，更改活动并不会让大脑休息。

大脑不会停止工作。所以为了能让大脑休息，需要找到一种方法让它能够消耗更少的能量来完成工作。不仅要做，更要全神贯注地做。这样，你的大脑就不会同时去做其他的事情了。

既然这样，我们应该怎么做呢？

通过更换活动放松大脑，必须遵循以下三个必要条件：

1. 所更换的活动应该是一项全新的，与之前从事的完全不同的活动。

2. 进行这项活动的时候应该保持全神贯注的状态。

3. 这项活动不应该消耗过多的智力。

如果从这个角度研究达·芬奇、培根、列维坦或者斯特拉文斯基的休息方式的话，你会注意到，它们都符合这三项要求。

理论上来说，如果达·芬奇没有去看墙上的裂缝，而是去玩电子游戏，他的大脑也不会得到很好的休息。因为这种活动只符合上面三条要求中的两条。

如果你一边跑步一边听音乐的话，对
大脑的休息效果要比只跑步更好一些。

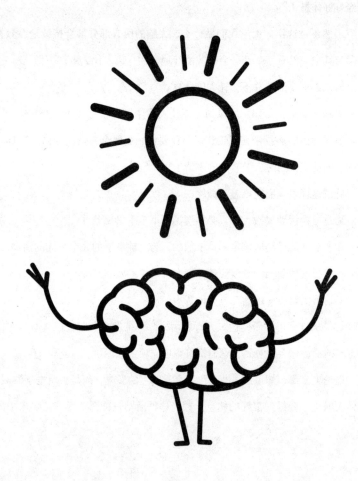

对，这是与过去的活动截然不同的（符合第1条）。当然，玩这种游戏更是要全神贯注（符合第2条）。但其实这项活动十分消耗智力（与第3条不符）。

所以在玩游戏时集中精力并不能让大脑得到休息。

另一方面，如果弗朗西斯·培根没有去读烹饪书籍，而是去森林里散步，那他的大脑基本也不能得到休息。

这是因为在树林里散步虽然和玩电子游戏不同，完全不会消耗智力，但是人在散步的时候很难集中注意力。如果散步的话，没多久培根就会想到正事上去了，他可能会想到詹姆斯国王的政策、哲学，或者是他讨厌的学派的教条式推论等等。

也就是说，让他的注意力无法集中的不是散步，而是这些在阅读烹饪书籍的时候不会产生的想法。

从这个角度看，尤里·列维坦的休息方式有点奇怪，甚至还有点幼稚。但实际上这是一个优秀的方法。从100数到1，把书倒过来读需要绝对集中注意力，这样不会给大脑分心的机会，而且我们也不需要在这上面花费太多的智力。它们会把大脑置于一种又累，又什么事也不想做的状态下。

这三条放松大脑的条件也适用于睡眠。如果我们睡觉的时候没有被任何事情打扰，大脑会完全集中在睡眠时的夜班工作中，早上醒来，头脑会特别清醒。而如果我们在有光的地方睡觉，被声音或者自己的想法打乱，大脑就不会完全集中到睡眠的工作中去了，早上醒来，我们就会有昏昏沉沉的感觉，大脑会感到非常疲惫。①

在洛桑大学，学者们曾经对当大脑集中于某件事情时发生的一系列过

---

① 详见第二十八章《如何让大脑入睡？》。

程进行过实验研究。①结果显示，当大脑集中在某件事情上时，它会忽视掉大多数的外部信息，而在其他情况下，大脑会去收集和分析这些信息。

当我们集中在简单的、不需要耗费太多智力的事情上时，大脑会切断一切与这件事不符的多余的事情，但对于它正在做的事，大脑也不会给它过多的能量和体力。

这个状态就可以称之为大脑的休息了。

例如，如果你一边跑步一边听音乐的话，对大脑的休息效果要比只跑步更好一些。因为你听着音乐跑步的时候，你的注意力会更加集中到你正在做的事情上面。而如果你跑步的时候没有音乐，你的大脑就不会完全集中到这件事上面，它会去想工作的事情，或者一些家庭问题等等。

去森林里散步也会让大脑休息。如果你有目标的话，就需要集中注意力，例如，看鸟儿，拍照，采蘑菇。如果你只是去散步的话，你的注意力很快就会转移到工作上，大脑也就无法休息了。

对大脑来说，最完美的休息方式是桌上游戏或者团队游戏。但是选择的游戏不能对脑力要求太高，同时也要足够吸引人，不会让人有机会去考虑其他的事情。

理想的休息方式是去做需要集中注意力的运动，从瑜伽，到乒乓球，或者足球。集中注意力的程度越高，大脑休息得越好。

所以如果你喜欢的运动不能让注意力集中的话，你可以另外设置一项可以使大脑专注的活动。比如，练习游泳、呼吸，或者具体的动作等等。

很久之前已经证明了，让大脑休息通常会比在它疲惫的时候强制工作

---

① 2017年，洛桑大学（University of Lausanne）神经生理学家迈赫迪·奥尔迪哈尼－赛勒（Mehdi Ordikhani-Seyedlar）在开发用于治疗多动症的脑机接口时，发现在转移注意力的时候，大脑不仅可以专注于某些事物，还可以过滤掉不必要的信息。

要有效率得多。研究结果显示，进行同样的工作时，休息好的大脑所用的时间会比疲惫的大脑要少很多。

柴可夫斯基一天只工作四个小时，而且不是连续工作四个小时，他还要把这段时间分成两部分。剩下的所有时间他都用来读书、散步和招待客人。

康德一天工作五个小时，有八个小时用来休息。

维克多·雨果每天去理发店一个小时，在海边做运动两个小时，在摇椅里坐两个小时，还有九个小时用来散步、聊天、玩纸牌、在屋顶洗冰浴。那什么时候他会写作呢？他一天的工作时间一共只有晚上的两个小时。

达尔文一天也只用两个小时工作，而且，每天晚上还有两个小时可以躺在床上"处理任务"。

其余时候他会读书、吃饭、午睡、下下棋、遛遛狗，另外，他还一定要有一个半小时用来"发呆"。

政治观念如何影响大脑呢？

2016年，南加州大脑和创造力研究所（Southern California's Brain and Creativity Institute）的神经生理学家乔纳斯·卡普兰（Jonas T. Kaplan）、萨拉·金贝尔（Sarah I. Gimbel）、山姆·哈里斯（Sam Harris）进行了一项实验，来研究具有浓厚政治倾向的人的脑功能。

实验选择了几个具有不同政治观念的人来进行，他们的政治信仰都是明确的、坚定的。

当这些人接收到与自己的政治观念相反的观点时，他们的大脑会被扫描。

扫描结果显示，这时他们受到了身体威胁，被激活的大脑区域开始活跃起来了。当然，实际上他们的人身安全并没有受到任何威胁。

柴可夫斯基一天只工作四个小时，而且不是连续工作四个小时，他还要把这段时间分成两部分。剩下的所有时间他都用来读书、散步和招待客人。

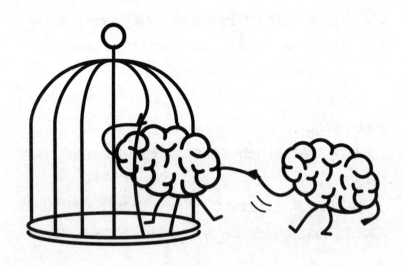

实验结果显示，和那些有着深厚的、坚定的、单一的政治观念的人辩论其实是没有任何实际意义的。因为这些人认为，那些和他们的政治观念相反的观点和论据并不是对真相的探寻，而是对他们人身安全的威胁。

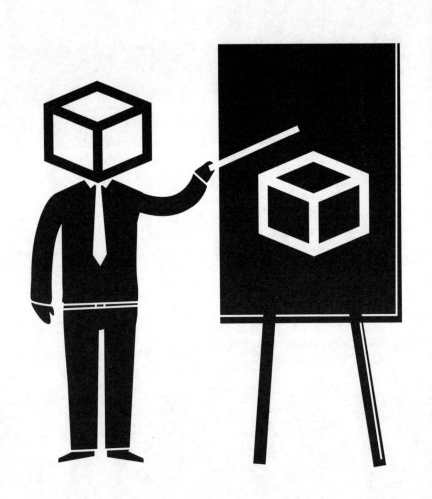

第二十一章

为什么大脑会
生产"毒品"呢？

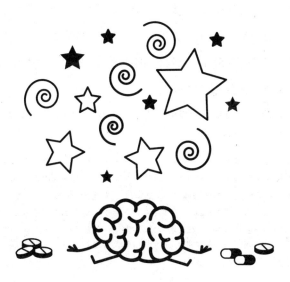

我们的大脑是一个毒品贩子。这并非无稽之谈。

大脑不仅会传播一些有名目的毒品，还会自己生产，也就是合成毒品。大脑中有一整个生产毒品的工厂，包括垂体、丘脑和下丘脑。而这个工厂的分厂则位于肠粘膜上。

大脑会使用血液循环系统来传播毒品。

大脑生产的鸦片或吗啡①，其作用实际上与普通鸦片和吗啡没有区别。大脑还会生产大麻素②，同样，它与大麻甚至迷幻剂等致幻物质③的作用没有区别。

上面提到的这些毒品都是人体内部产生的，也就是内源性毒品。

为什么我们的大脑会参与这项犯罪活动呢？为什么它会自行生产，贩运，并且销售这些毒品呢？

我们的大脑之所以需要内源性毒品，是因为它会经常使用这些毒品。这种类型的毒品都是由大脑生产的，有自己专门的用途，

大脑会把内源性阿片，也就是内啡肽和脑啡肽用于消除压力和疼痛。有时还用它来改善心情，增加力量。

在高强度的心理压力和身体压力下，以及患上急性病或处在很冷或者

---

① 它们被称为"内啡肽"和"脑啡肽"，在 1975 年被阿伯丁大学的苏格兰科学家约翰·休斯（John Hughes）和汉斯·科斯特利茨（Hans Kosterlitz）发现。

② 这种物质被称为"大麻素（学名：N－花生四烯酸氨基乙醇，英文：anandamide）"，源自梵语"ā nand"一词，意为"幸福"。捷克化学家卢米尔·昂德雷·哈努斯（Lumir Ondrej Hanus）和美国分子药理学家威廉·安东尼·德瓦内（William Anthony Devane）于 1992 年在耶路撒冷希伯来大学进行大脑研究时发现了它。

③ 在松果体中合成的二甲基色胺。

很热的环境时，大脑会提高内啡肽的水平。

大脑会使用内源性大麻素，也就是 N - 花生四烯酸氨基乙醇（anandamine）和 2 - 花生四烯酸甘油（2-AG）来消除过往经历引起的一些负面情绪。它们像消除负面回忆的橡皮擦一样，为我们消除不好的情绪。

内源性大麻素还会和所谓的"锰效应"联系到一起。我们都知道，长跑运动员在长距离跑步时会感到兴奋。这是部分大麻素"输入"到大脑中的结果。而这种现象的产生并不是为了让长跑者感到幸福，而是为了减少他们的思想负担，"镇定"他们的前庭器官。虽然跑步中头部会有规律地摇动，但是我们在跑了很长一段距离之后并不感到头部不适，这就是大脑提前用大麻素"迷惑"我们敏感的前庭器官的结果。

大脑需要致幻剂来让我们坠入爱河。通常，当我们在经历所谓的"一见钟情"的感觉时，神经递质和神经调节剂 2 - 苯乙胺（或 PEA）会与多巴胺和 5 - 羟色胺一起释放。当我们看到那些代表自己爱情的物件，或者想起自己的情感经历的时候，我们会产生一种被唤醒的感觉：这意味着此时大脑对我们使用了一些爱情的灵药。

顺便说一句，PEA 的作用和一种毒品"安非他命"比较相似。

还有一种在大脑松果体中产生的致幻剂：二甲基色胺，它被神秘学家称为"第三只眼"。二甲基色胺会引起意识的改变。一些植物也含有这种神经调节剂的天然类似物，它们会引起人的幻觉。至于为什么大脑会需要这种致幻剂，大脑合成它的目的是什么，目前还不清楚。

当二甲基色胺释放的时候，我们对神秘主义和宗教习俗的兴趣会增加。一般认为，人们相信超自然现象或者超能力倾向与这种化学物质含量的提高有关。

所有这些都是大脑"毒品交易"的正面效应，但这种过程当然存在负面影响。

大脑会使用内源性毒品来控制我们的行为。首先是引起我们愉悦的内啡肽。

大脑频繁地使用着内啡肽，来对那些它认为我们应得的一切进行奖励。

任何一个大脑认为你需要受到奖励的成绩，都会促进一部分内啡肽的释放。不管是在科学上，在运动上，还是在爱情上，只要是大脑认为出于某种原因而有价值的任何成绩都会带来这种释放。

从学生时考了满分到工作中的成绩，或者是赚了一笔钱，大脑都会马上给它认可的成绩颁发奖励——大脑自己生产的毒品。

但是，如果你认为我们身体内部的毒品贸易仅限于阿片类药物和大麻素，那就大错特错了。这些都只是大脑"犯罪"活动的提示。

大脑使用这些化学物质大规模地影响着我们的行为。

我们生活在一个充满情绪的世界里，我们会有疲惫困倦的时候，也会有精力充沛的时候，我们有时会开心快乐，有时也会喜怒无常。这一切对我们来说都是完全真实的。但其实这一切只是虚无。它们并不是我们经历的感觉或者是感受，而是我们大脑使用化学物质发生作用的结果。

1975 年有一项惊人的发现[①]，这项发现的重点是证明了我们的情绪无一例外都是纯粹的化学反应，确切地说，是生物化学反应。

---

① 共有四组科学家参加了这项研究，他们分别来自于约翰·霍普金斯大学（Johns Hopkins University）、纽约大学医学院（New York University, NYU）、苏格兰阿伯丁大学（University of Aberdeen）和瑞典乌普萨拉大学（Uppsala universitet）。"情感分子"这一术语是由约翰·霍普金斯大学（Johns Hopkins University）的研究生坎迪斯·珀特（Candace Pert）在和她的导师所罗门·斯奈德（Solomon Snyder）进行神经递质及其受体研究时提出的。

没有爱，也没有依恋。没有悲伤，也没有轻蔑或羞耻。没有罪恶，也没有恐惧或悲伤。什么都没有。

我们没有任何的感觉和经历。我们所感受到的是由大脑合成并释放的化学物质的反应。

我们的每种情绪都是固定的化学物质或者几种物质的集合。准确地说，这些物质会引起我们的反应，我们会把这种感觉称之为某种情绪。

我们称之为情绪的东西，其实是化学物质反应的结果，这些化学物质被称作"神经肽"或者"情绪分子"。

现在已知的神经肽有18种。每个神经肽中都有20—30种神经分子。它们会有嗜神经作用或精神调节作用。[1]

这18种神经肽以单独的形式或者不同的组合让我们有机会（或者，确切地说，是强迫我们）感受173种情绪。

这个过程不止和情绪相关。其实我们也没有经历过饥饿，也没有体验过疲惫困倦或充满活力，也没有过厌恶或者恐惧。

这些只是我们大脑使用的各种化学物质反应引起的感觉。

快乐——是多巴胺释放的效果。

幸福——是血清素释放的效果。

饥饿——是饥饿素释放的效果，而饱腹感则是瘦素释放的效果。

恐惧——是肾上腺素释放的效果，而愤怒和怨恨则是去甲肾上腺素释放的效果。

温柔和依恋——是催产素释放的效果，而厌恶是乙酰胆碱释放的效果。

---

[1] 不是所有的神经肽都"生长在"大脑中。激素的合成过程也发生在其他内分泌腺中，例如生殖器、肾上腺、甲状腺等，甚至还会发生在我们的脂肪组织和肠道中。

委屈是皮质醇、去甲肾上腺素和肾上腺素混合后释放的效果（悲伤、愤怒和恐惧混合的结果）。

当我们听到"激素"或"神经递质"时，我们会认为，这是一种特殊的，专业的，晦涩的事物。但其实它们都只是化学物质而已。

为了控制电视，我们会使用遥控器。按下按钮，会发出固定频率的信号，电视收到了这个信号之后，才会换台。

大脑对我们的控制系统和遥控器的不同之处只在于大脑控制频率采用的是固定成分的化学物质。

向血液中释放固定物质对我们的作用和按下遥控器按钮对电视的作用是一样的。这件事发生在我们飞快"换台"的时候。

释放一种物质会让我们感到烦躁，而释放另外一种物质则会让我们感到喜悦，相反，也会有其他物质的释放使我们感到悲观和冷漠。

按下一次化学遥控器的"按钮"就可以从根本上改变我们的性格，增加我们的优点或缺点，并给我们的生活带来根本上的改变。

那谁来决定什么时候按下什么"按钮"呢？是谁掌握着我们感觉和情绪的开关呢？

这个问题的答案就要靠我们每个人自己去寻找了。

我们会对这种内源性毒品产生依赖吗？

其实内源性阿片和内源性大麻都不会让我们产生依赖性。因为我们的大脑会很有先见之明地打开积极情绪中心的抑制系统。内啡肽水平降低时，如果神经元的变化幅度非常大，这种神经元则被称作 GABA- 神经元。[①]

为什么需要 GABA 抑制系统呢？这是一种古老的进化生存机制。"沉迷幸福"时并不能发觉危险。大脑会让我们在合理的范围内保持愉悦。简单来说，它会一直保持平衡，时而踩油门，时而踩刹车。

但是我们的内源性毒品也会引起我们对其他事物的依赖——对普通毒品、酒精、烟，甚至对食物的依赖。这种事物的消耗开始会提高大脑中内啡肽的含量，但是之后为了防止内啡肽过多，大脑会降低受体的敏感度，最后完全关闭部分受体。现在为了体验那种幸福的感觉，人不得不多吃，多喝，甚至多给自己注射毒品。而作为响应，大脑会继续防护，降低受体敏感度，来减少自身内啡肽的产生。

如果继续增加外源性毒品的剂量，大脑会停止生产内源性毒品。对那些酗酒和吸食海洛因的人，他们大脑的阿片系统会完全关闭。也就是说，只有在外部毒品的作用下，这个人才会有积极的状态。

如果我们的大脑自己会生产毒品的话，那为什么毒品是有害的、危险的呢？

频繁使用毒品会关闭我们自身的阿片系统，相应地，也会降低我们大脑控制疼痛的能力。当一定量的毒品消耗完的时候，戒断反应就开始了，这时人会有非常疼痛的感觉。疼痛是整个机体承受的巨大压力的体现。在这种压力中，心跳会上升到每分钟 200 次，甚至导致骤停。这种不间断的疲倦和不适感会导致人的抑郁。大脑控制疼痛中心的崩溃是致命的。

除此之外，对毒品的依赖性会迅速地降低人体免疫力。因为内啡肽是

---

① GABA（γ-aminobutyric acid，简称 GABA），即 4- 氨基丁酸，一般指 γ- 氨基丁酸（CAS 号：56-12-2），别名 4 - 氨基丁酸。

我们免疫系统最重要的部分，当大脑从外部接受吗啡时，它会停止内部自行生产这种物质。如果免疫系统失活，一染上流感或者肺结核之类的疾病，人很快就会死去。

内啡肽还会促进伤口愈合和组织的再生。而对那些瘾君子来说，任何伤口都无法愈合。

毒品除了给人的身体带来伤害，也会给人造成心理伤害。一个人使用毒品的时间越久，他的个性越会渐渐被毒品完全磨灭掉。这个过程是非常快的。那些精神分裂症、痴呆症和阿尔茨海默病患者个性的消失往往需要好几年，而毒品会在一年之内迅速达成这种效果。

"想象一下，你可以开启一台能够把你剩余人生中全部快乐都激发出来的机器。大多数听到这个建议的人都出于某种原因拒绝了。他们拒绝开启的原因是：我们想要的不只是感受积极的情绪，还有能够控制积极情绪的这项权利。

每个人都不会拒绝发现大量可以制造人间天堂的途径：毒品，巧克力，无爱的性交，逛街，手淫还有看电视——哪怕只是其中几个也好。"

《学会乐观：如何改变你的意识和生活》（*Learned Optimism. How to Change Your Mind and Your Life*，2006 年），马丁·E. P. 赛利格曼（Martin E. P. Seligman），宾夕法尼亚大学（University of Pennsylvania）积极心理学中心主任。

第二十二章

大脑的天赋在哪里?

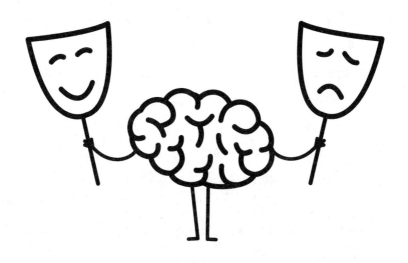

布吕洛夫一整个家族都是艺术家。

两百年间，巴赫家族诞生了 50 名作曲家和音乐家。

欧拉、帕斯卡尔、卡皮兹、伯努利和贝克勒家族都在当时的科学史上留下了自己的印记。

马戏世家杜罗夫家族的盛名也持续了一个半世纪之久。

维什涅夫斯基家族三代都是外科医生。

我们大脑的智慧有多少是由遗传决定的呢？大脑有没有天生的职业能力呢？

有观点认为，我们的职业命运是提前确定的，是我们基因构成的一部分。直接继承这种想法就是所谓的"天赋"，也就是说，有些人可以找到先天的职业倾向，而有些人一生也找不到它。

我们认为，能够找到自己的天赋是非常重要的。这种发现不仅会给我们的工作带来快乐，还会保证我们与没有这方面天赋或才干的人竞争时占据优势地位。

而问题在于，天赋是否真的存在呢？如果设置某种目标，大脑是否会有一个天生的职业化区域去找到并且实现这个目标呢？

我们从家庭继承的东西非常多，比如皮肤、眼睛和头发的颜色、雀斑、酒窝、耳朵的形状还有一系列潜在的遗传病。

继承我们遵循的生物钟（昼夜活动的特点）① 以及性格特点，比如贪

---

① 生物钟是一天活动的固定时间表，日常活动中最常见的是"猫头鹰"和"百灵鸟"型。更多关于生物钟工作的信息，详见第二章《如何正确唤醒大脑？》。

婪、虚伪、攻击性和麻木不仁。①

另外，我们确实会从父母那里继承智力基因。最近确定有 52 个智力基因。但是后来查明，智力基因超过 500 个。② 而且据最近公布的新研究显示，有超过 1000 个智力基因。

相比负责眼睛颜色的 6 个基因和皮肤颜色的 4 个基因，52 个已经相当多了。而 1000 个就是一个非常庞大的数字了。

一些智力基因是由神经元之间传递的信号确定的，也就是通过大脑的工作速度以及学习能力确定的。据了解，有些基因与抑郁症或者重度心理疾病有关。

但目前还没有发现 1000 多个智力基因中有任何一个基因负责天赋、才能，或者专业倾向。

也许在未来会发现这些基因，但其实智力基因对智力的影响并不是很明显。

阿姆斯特丹大学基因学家丹妮尔·波图玛已经专门研究基因遗传超过 20 年之久。她是第一批发现 52 个智力基因的研究学者之一。

当时丹妮尔说："基因确实参与了人类智力的形成过程，但是它们的影响不是很大。每种变化对 IQ 分数的提升作用不是很明显。智力能力不是只由基因水平决定的，更多的是由周围环境决定的。"

从出生时起，人和人在大脑上的区别就不是很大。像绝对音感这种特

---

① 关于这一点，详见第四章《大脑是否有良知？》。
② 2017 年，荷兰，英国，瑞典和美国各个大学进行的一项超过 78308 人参加的研究报告显示，发现了 52 种和智力相关的基因。但是之后爱丁堡大学（University of Edinburgh）认知老化和认知流行病学中心教授（Centre for Cognitive Ageing and Cognitive Epidemiology）伊恩·迪瑞（Ian Deary）领导的研究团队通过实验报告称发现了超过 2.4 亿个基因，其中有 500 多个与智力有关。

征更不是先天就有的。

任何能够理解语言的人都能够拥有音感。因为为了识别语音，我们必须区别声音的音高、响度、音色和音调。我们所用的区别它们的能力就是音感。把普通音感发展成为绝对音感是非常符合实际的一项任务。就连最普通的音乐学校也会使用这种方法。

职业能力既不是基因构成的部分，也不是大脑与生俱来的能力。它形成的规则就是我们常说的"近朱者赤，近墨者黑"。

大脑会向我们发展它的那个方向而发展。或者确切点说，会向我们的兴趣发展。[①] 而我们的兴趣则由我们小时候选择的并且我们一直努力去遵循的榜样角色决定。

这种榜样角色通常是由给我们解释职业的父母担任的。

音乐世家的孩子并不是一出生就带有绝对音感的。他们会获得绝对音感是因为他们在职业化的环境中受到了潜移默化的影响。学者、医生，还有艺术家也是一样的。

榜样角色不止由父母担任。有时也会是老师、年长的朋友、小时候读过的一本书的作者，或者是书中的角色等等。

著名的苏联生理学家，诺贝尔奖获得者巴甫洛夫出生在一个神职工作者的家庭，从神学院毕业。但偶然间，他读了谢切诺夫的《脑的反射》[②]一书，这本书改变了他的一生。

莫里斯·梅特林克出生于一个律师家庭，他当过律师，毕业于比利时根特大学，获得了法律博士学位，在索邦大学继续学业。当时他可能会成

---

① 关于确定大脑发展的问题，详见第八章《怎么让大脑变得更聪明呢？》。

② 谢切诺夫（Ivan Mikhailovich Sechenov）：俄国著名生理学家，1863 年出版了《脑的反射》一书。

为一个非常好的律师。但在巴黎，梅特林克住到了著名象征主义作家若利斯·于斯曼的家中。很快之后他就不再去上法学课，而去参加象征派作家的研讨会了。

和我们印象中不同的是，米哈伊尔·罗蒙诺索夫并没有穿着草鞋徒步去莫斯科学习。

大脑的灵活性、可塑性和出色的多功能性绝对是独一无二的。

出生时我们的大脑没有任何的能力，没有任何的职业倾向，更没有任何的才能和天赋。而当你开始用它来解决某种类型的任务时，它们才会产生。

大脑的专业完全是由你面对的问题类型决定的。这不仅与你具体的专业能力有关，还与你对精确科学或者创造能力的共同倾向有关。

如果你的大脑由左脑控制，那么这会决定你与逻辑和分析相关的精确科学和职业的能力。如果是右脑控制的话，那么"所有的灵感都会降临到你的身上"。

但人从出生开始，大脑的两个半球都是同样发展的。它们之一占主导地位的状态是由人的兴趣领域决定的。如果在童年或者青少年时期，人经常用大脑解决创造性任务的话，那么人的右脑会更发达。如果经常解决的是技术、数学或者科学任务的话，那么左脑就会更发达。

但是如果天赋不存在的话，我们一直以来寻找的天赋到底是什么呢？

寻找天赋经常和我们小时候的兴趣联系在一起。

童年和青年时代，大脑形成和发展的速度非常快。如果在这个时间内你有了固定的兴趣方向，它就会永远伴随着你。如果这些兴趣和你的强烈积极经历相关的话，这种作用会变得更加明显。

想象一下，有一天年轻的你装修了自己的房间，换上了新家具，贴上相比负责眼睛颜色的 6 个基因和皮肤颜色的 4 个基因，52 个已经相当多了。而 1000 个就是一个非常庞大的数字了。

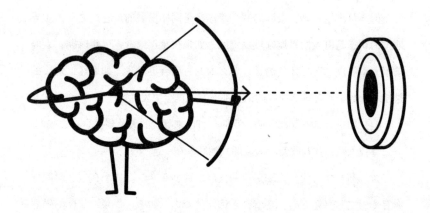

了新墙纸，在垃圾堆中找到了一个旧吊灯，并成功地修好了它。你做的这一切都得到了朋友们和父母的赞许。这就是你生命中的光辉时刻，也就是强烈积极经历。

这种回忆大脑是不会抹去的。即使你没有下意识地访问它，大脑也会很好地珍惜它的。

如果童年你有类似的经历，很可能过了十几年后你也会感到，你真正的天赋其实是做一个设计师。

这种经历是特别可靠的，即使出于某种原因，你不再喜欢你做的事情了，讨厌你的工作了，或者是你的工作不再给你带来满足感了，你可以把它当作一个选择。

这时大脑会给你提供帮助。它会回忆起童年的积极经历，还有所谓的"光辉时刻"，它会从它的角度给你一个想法，让你去重温那份完美的童年记忆。[1]

它需要的其实不多，而且，你已经无数次地向你的朋友抱怨了你的学习和工作，因为你真正的天赋是在服装设计、园艺或者发明上面。

值得注意的是，人们是否会发现自己在设计房间，设计服装、园艺或者教练上的真正天赋呢？为什么核物理、外科医学或者工业设计上的真正天赋从来没有展示过呢？

这是因为天赋通常是在我们儿童或者青年时期的各种活动中以某种形式表现出来的。

这样的话，就是存在天赋吗？我们的童年兴趣造成的基因天赋差距会很大吗？

---

[1] 关于大脑作为积极和消极情绪的定位器，详见第九章《我们和大脑哪一个更重要？》。

存在差距，并且这种差距还很大。

让我们回到原来的兴趣上，这种兴趣总是被接受，但不止于此。如果你"找到了"自己的天赋，并不意味着你能够取得职业上的成就，或者与那些许多年只从事一种没有天赋的工作的人相比有什么样的优势条件。

找到自己的兴趣，回忆自己青年时期的兴趣，这当然会使人获得快乐，但是它既不能保证给你带来任何的职业能力，也不会让你取得任何的工作成绩。

保证你会取得成绩的既不是才能，也不是天赋，而是更为日常的能力。比如坚韧不拔的个性、学习的热情、发展的能力、健康的头脑，最重要的是能够考虑你的老板的兴趣和需求的能力。

在什么年龄还来得及寻找自己的天赋？

寻找自己的天赋并没有特殊的实际意义。但是我们可以在任何一个年龄发展某种能力。你的大脑完全可以做到这件事。而且，对大脑来说，吸收新事物是非常有益的。

劳拉·魏德勒（Laura Weidler）65岁时才写了她的第一本书，安娜·玛丽·罗伯逊（Anna Marie Robertson）75岁才开始绘画，并成为了著名的艺术家。

只有一些数学或者物理之类的精确科学才会被限制。因为这种领域的能力是由大脑的哪个半球占优势决定的。虽然它不是与生俱来的，但是这种优势在我们年纪很小的时候就产生了。

"只有人体的生理特性是遗传的。从出生的那一刻起，剩下的一切都只取决于周围环境对我们造成的心理影响。"

《爱的启发》（*Nurtured by Love*，1969 年），铃木镇一（Shinichi Suzuki），教育学家、心理学家、作家、作曲家，世界著名的铃木教学法的创始人。

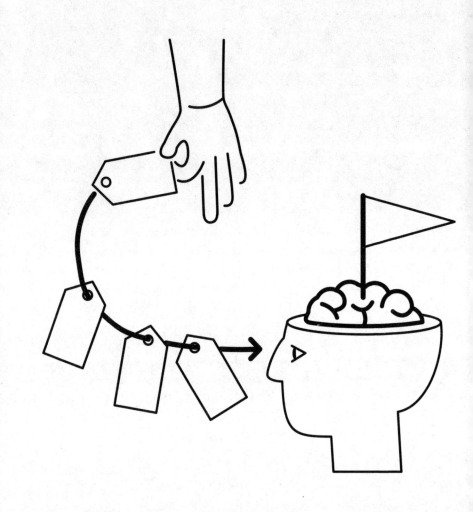

第二十三章

大脑可以教会我们什么？

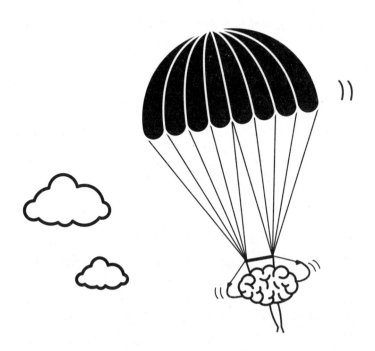

一个星期一的早晨，英国人丹尼尔·塔米特决定要开始学习冰岛语。那个周五的晚上他就能流利地说这门语言了。塔米特是世界记忆冠军之一。

美国人奥兰多·塞雷尔可以说出从 1979 年开始最近四十年任何一天的天气。

英国人史蒂芬·维尔特可以详细地画出他看过的任何一个建筑。如果他乘坐直升机飞越一座城市，他会画出这座城市的全貌：包括城市的每一条街道、每一条小巷、每一栋房子。

美国人金·皮克记住了 1.2 万本书。但是他并非刻意去背诵这些书的内容，而是从读这本书的第一遍开始就记住了它写的是什么。

那么，上面提到的这些人是怎么培养自己的这些非凡能力的呢？他们的能力是通过长时间训练，或者专门练习得出的吗？

其实，他们并没有为之付出过任何努力。伴随着这种出色能力的还有所谓的学者综合征 ①，有些人一出生就有这种疾病。

丹尼尔·塔米特四岁的时候得过严重的癫痫，之后他就成了拥有超强记忆力的人。但是塔米特的记忆有一个特点，在与一个人见面后一小时之内，他会清楚地记得这个人所有的细节，比如衬衫上的纽扣数量，或者是这个人耳朵的形状。

但是下次再见到这个人的时候，他就不能认出这个人了。

奥兰多·塞纳尔上学的时候在体育课上被球重重地砸了一下脑袋。从

---

① 学者综合征（Savant–Syndrome）是指有认知障碍，但在某一方面却有超乎常人能力的人。

那时候开始，他就可以记住所有的事情了。同年级的同学们都嫉妒奥兰多的记忆力。但这个记忆力并没有什么太大的用途。尽管奥兰多有着出色的记忆力，他却很难通过学校的常规测试。

金·皮克是电影《雨人》的男主角原型，他的大脑发育异常是天生的。他的智力水平远远高于常人，但是他不会扣衬衫的纽扣。

史蒂芬·维尔特有着异于常人的摄影记忆力，但是他直到9岁才开口讲话。直到现在他还是要靠画画才能和外部世界交流。

根据联合国的数据显示，现在世界上有6700万人患有不同程度的自闭症，可是其中只有50人有着异于常人的能力，而且他们在其他方面也受到了极大的限制。

这50人如同沧海一粟，但这只是前例。大脑真的会在受到损伤的时候以超能力模式工作吗？从理论上看，它可能会培养这些能力吗？

当然完全可以。虽然目前还不清楚大脑可以教会我们的事情究竟有没有界限，但是实际已经证明了，这个界限已经远远超出了我们平时想象的范围。

1890年，美国两位心理学家威廉·詹姆斯和鲍里斯·席德斯提出了加速儿童发展的理论。他们把这个理论用于鲍里斯·席德斯刚出生的儿子威廉身上，来让实践检测这个理论的正确性。

小威廉学了九种语言：英语母语、法语、德语、俄语、希伯来语、土耳其语、亚美尼亚语、希腊语和拉丁语。快到一岁半的时候，小威廉已经能够流利地读英语了。五岁的时候他已经完全掌握了所学的九种语言。八岁的时候他就写了四本书。

威廉11岁那年进入哈佛学习，12岁时他被邀请讲授三维空间知识，17岁时，他在莱斯大学教授非欧几里得几何和三角学课程。

威廉的情况当然不是个例。例如，英国人多米尼克·奥布莱恩把自己的大脑训练出了非同一般的记忆力，他一小时能够记住 300 个外文单词。30 岁的时候奥布莱恩开始训练自己的记忆力，现在他 60 岁，已经得到了六次世界记忆大赛的冠军。

美国人艾伦·布德罗给自己的大脑培养出了回声定位的能力。天生眼盲的艾伦学会了像蝙蝠一样看东西。她的大脑能够把声音信号转换为可视形态，所以艾伦在陌生的空间里也能判定方向，她不会撞到墙，也能够躲开房间里的物品。而且她会用鼻子哼出声音，在声波的帮助下感知前方的空间。

因后天疾病而失去视力的美国人本·安德伍德的大脑也开发了同样的能力。

新西兰人哈罗德·威廉姆斯会说 58 种语言。他开始是和美拉尼西亚人还有波利尼西亚人学习语言的。然后他为了读原版的《安娜·卡列尼娜》学习了俄语。后来他又学习了法语、德语、西班牙语、意大利语、日语、古爱尔兰语、匈牙利语、捷克语、阿尔巴尼亚语、古埃及语、中文、芬兰语、爱沙尼亚语、拉脱维亚语、格鲁吉亚语、塔塔尔语、斯瓦希里语、希伯来语、拉丁语和其他 36 种语言。

美国人肖恩·亚当让自己的大脑每分钟阅读 4550 个单词。2003 年，他成为了世界速读冠军。

怎样才能实现这样的能力呢？

随着神经生理学的发展，科学家们已经弄清了训练杰出能力的机制。这个机制非常简单，没有奇迹，有的只是努力和坚韧。

加拿大社会学家马尔科姆·格拉德威尔计算了需要多少小时来把一种

能力从零训练到超过常人的水平。

格拉德威尔花了1万个小时，也就是每天2个小时，差不多13年。这还是比较乐观的结果，因为如果一个人想要培养非凡的能力，就一定要花费大量的时间和精力。[①]

关于超能力最主要的问题，并不是有没有机会培养它，而是做这件事是否有意义。当然，对艾伦·布德罗或者本·安德伍德这种有生理问题的人来说，是没有其他选择的。

但是其他情况下，从合理性来说，花费时间和精力去培育超能力毫无意义。

有计算器的话，为什么要完成10位数的相除和相乘呢？如果谷歌网站记的东西更多，为什么要把记忆力训练到超常水平呢？

现在的网络时代，如果想把一种专业能力发展到极高的水平，付出的代价虽然很少，但是要花费大量的时间。

最重要的是，培养这些能力并不会让你的大脑变得更聪明。

有一种称为"转移效应"的概念。它是指我们的某种专业能力在大脑工作中的反应。但很多时候，事实并非如此。如果你能够进行快速心算，你并不会变得更聪明。如果你可以把读过的书一字不差地记下来，你的智商也不会增加。

大多数情况下，培养专业能力除了给我们带来这项能力之外，别的什么效果也没有。

很多年前，美国心理学家进行了一项由一万五千名不同年龄和不同教育程度的人参与的大型实验。

---

① 详见马尔科姆·格拉德威尔（Malcolm Gladwell）的作品《异类：成功的故事》（*Outliers: the Story of Success*）。

大脑真的会在受到损伤的时候以超能力模式工作吗？理论上看，它可能会培养这些能力。

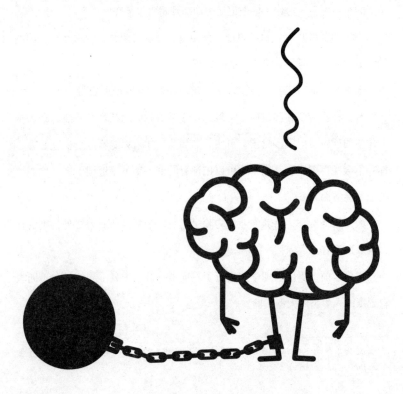

实验参与者们在一个半月的时间内，每周回答同一系列的测试题，一周三次，每道题都是选择题，要求他们从几个选项中进行选择。

参与者们都很快适应了这个任务，每次他们做这个测试都会比之前更快一点。但是在同样的测试中，把问题的选项去掉之后，大多数参与者都不能完成这个测试了。

"转移效应"并没有发生。每个参与者的大脑都学会了快速地回答问题，从提供的测试题中选择答案。但是当任务改变的时候，大脑就无法胜任了。

那这是不是就说明培养大脑毫无意义呢？

当然不是。现在的条件下，最合理的做法并不是开发大脑个别的专业能力，而是去开发它的一般智力水平，比如，工作速度、学习能力和吸收新知识的能力。也就是大脑在各种情况下都适用的能力，而不是只适用于特定情况的能力。

至于具体怎么做，详见第八章《怎么让大脑变得更聪明呢？》。

"我们应该通过学习去完全感受生活的丰富之处。当生活或者对人的态度变得可以预测，看起来好像没什么东西可以学习的时候，我们会开始感到焦虑。这是适应性极强的大脑对自己没有工作而导致的'无聊'的一种抗议。"

《大脑的变化本身：脑科学前沿的个人成就故事》（*The Brain That Changes Itself: Stories of Personal Triumph from the Frontiers of Brain Science*，2007 年），诺曼·道奇（Norman Doidge），心理医生，医学博士，

哥伦比亚大学（Columbia University）精神分析训练和研究中心和多伦多大学（University of Toronto）精神病系。

第二十四章

大脑怎么为我们
选择朋友？

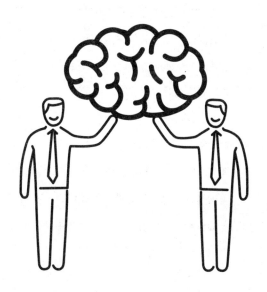

如果你认为是我们自己用清晰的思路和个人取向来选择朋友圈子的话，那么不要再欺骗自己了。

大脑为你选择朋友的这个过程是无意识的。大脑只有在分析潜在的候选人，在向我们提出最终结论时，才会把这个问题上升到意识水平。

如果大脑把候选人当作朋友，第一次见到这个人时你就会对他感到非常友好。相反，如果大脑没有把这个人当作朋友，他就会给你留下"不好的印象"。

我们常说："我喜欢这个人。"或者"这个人我一看就不顺眼。"我们会觉得，我们正在有意识地交流我们做出的结论或者这个人给我们留下的印象。

但其实我们只是讲出了我们大脑无意识做出的结论。

当我们在谈论潜在的朋友以及性伴侣时会发生这种情况。

小时候父母会替我们决定，和谁交朋友可以，和谁交朋友不可以。长大了之后这个功能就由我们的大脑负责了。所以，有时和父母的意见相比，我们需要更认真对待大脑的"意见"。

选择朋友可能是少数几个最好不要相信大脑暗示的情况之一。

对大脑来说，选择朋友是一种形成了几百年的功能，它选择朋友有着十分现实的理由，这和我们现代意义上的友情相去甚远。

美国奥特伯恩大学心理学教授诺姆·斯宾塞许多年间都在研究大脑选择朋友的机制。他认为，这个机制并不是特定的，也不是人类专属的，而是任何"社会性动物"^①都存在的。

社会性动物相遇的时候怎么区分遇到的究竟是敌是友呢？可以和它交谈吗？可以开启防御机制吗，也就是说究竟是战斗还是逃跑呢？

简单来说，在选择朋友的时候，大脑会努力快速做出明确的决定。这么做并不十分符合当前社会对友情复杂多样的要求。

选择朋友时，大脑首先注意到的是外表。尽管通常我们不是这么做的。

我们的大脑会努力记住过去经历的消极或者积极情绪。^②也就是说大部分的回忆都不能到达意识层面，但这并不是说大脑不会把它们记住。大脑确实把这些回忆保存了下来，并且积极地使用着它们。

如果你遇见的一个人长得很像那个之前让你不愉快的人，大脑会拒绝把他归为朋友的范畴。你会感觉到你"不喜欢"这个人。

相反，如果这个人很像以前和你有过愉快经历的人，或者对你很好的人，大脑就会把他当作朋友的候选人。

这时，你马上就会对这个人产生好感。

而且大脑不太能够把想象和现实区别开。如果你遇见了一个长得很像电影里正面角色的人，你的大脑会把他当作会对你做出善意举动的人。

相反，如果你遇见了一个长得像电影里反派角色的人，你的大脑也会对他做出相应的危险反应。

简单来说，大脑是这样认为的：人们的长相和行为是一致的。所以对待他们的方式也应该与他们的长相和行为保持一致。

这种方法看起来十分荒谬。但其实它并不荒谬，只是已经过时很久了。

---

① 社会性动物是一种会积极与其他同类交流的动物，这种交流会形成一个可区分的明显社群。

② 关于这一点，详见第十章《大脑害怕什么？》。

很久以前这个方法还是很有效的。比如，看起来一样的野生动物行为也一样。需要用相同的态度来对待他们。如果老虎长得像老虎，那它就是老虎。

可是，现在的世界非常复杂，这个方法就不太起作用了，而且会经常出错。

我们把这些错误叫作"我对这个人的第一印象错了"。当然，错误的并不是我们有意识地对这个人做出的评价，而是我们大脑无意识做出的分析。

这样的错误还不占少数。

甚至，你的大脑会"建议"你去和长得像你喜欢的演员的人交朋友，而且只是出于长相相似这一点。或者，你也会和那些与你逝去的亲人有相似之处的人保持很好的关系。

其实，除了外表特点，大脑选择朋友候选人的时候还需要找到情感上的共通点。

2018年初美国达特茅斯学院的神经生理学家们进行了一项有趣的实验。该实验有250名学生参加，每个学生都观看了一小段视频，这段视频可能是电影、音乐录影带、政治辩论录音或者日常场景的片段。

在观看视频的时候，每个学生都进行了核磁共振扫描。然后科学家们会请这些学生邀请他们亲近的朋友来参加这个实验。每个学生的朋友都观看了同样的视频，也同样进行了大脑的扫描。

结果显示，实验中每个学生和他们的朋友对同样的主题产生的情绪反应是一样的。他们会在同样的地方产生开心、难过、愤怒或者同情的情绪。

这就是大脑需要朋友候选人所具备的情感上的共通点。这种方式当然要比筛选外观更合情理，但其实它也很不堪一击。

过去这种方法更加有效、更加可信，因为那时人们的情感反应比现在更加坦率，他们看到敌人火光的愤怒，或者看到自己洞穴的快乐都是很容易被识别的。

可是现在社会上普遍接受的准则是情感的拟态，虽然它是一种很好的形式，但是它还是在和对话者分享情绪反应。而这并不是说我们就可以得出这样的结论：任何跟你一起叹气、摇头或大笑的人都可以成为你的朋友。就算这个人很像你死去的爷爷，或者你喜欢的演员也不行。

但如果你自己想要给别人留下良好的印象的话，有另外一套有效的方法。2007年诺姆·斯宾塞教授研究了两个可以给大脑主人留下良好印象的普遍准则，它们就是温暖和权威。

那些被认为温暖的和有权威的人，都会引起相同的积极情绪。而那些不是很温暖的，或者不是很有权威的人，会引起你的消极情绪。

这也是对过去经验继承的结果。注重实际的大脑会建议你和那些看上去温暖的、关心我们的，并且拥有相当的权威和知识的人交朋友，从而在实践中有效地把这种关注表现出来。

有趣的是，大脑在选择性伴侣时，与选择潜在朋友采用的是完全不同的方法。选择朋友和选择性伴侣是在完全不同的大脑中心中进行的。所以不是所有的朋友都可以成为我们的性伴侣，也不是所有的性伴侣都能成为我们的朋友。

大脑在选择朋友的时候，首先是通过这个人的外表与过去给你带来愉快或者不愉快的角色的相似程度决定的。

而在选择性伴侣的时候，大脑首先是通过气味进行决定的。

除了正常的嗅觉系统之外，人类还有一个专门用来接收潜在性伴侣发出的气味的系统。我们还有一个额外的嗅觉器官——犁鼻器来实现这个功能。

选择朋友时，大脑首先
注意到的是外表。

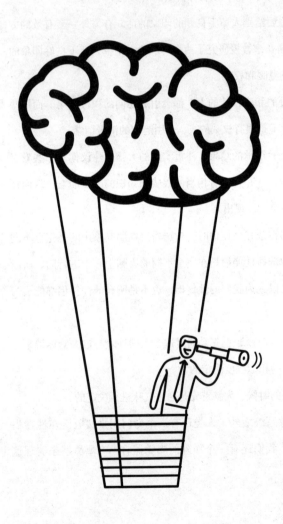

犁鼻器（Vomeronasal organ，VNO）位于我们鼻子内部的最前端。它的任务是接收潜在性伴侣的气味。

我们不知道这种气味的存在是因为与普通的气味不同，性伴侣的气味并不会在意识层面被察觉。

犁鼻器发出的信号不经过我们的意识，直接传到大脑，而大脑会把这种信号交给荷尔蒙系统。这时，男性的雄性激素和女性的雌性激素都会增加。只有到达意识层面的时候，我们所谓的"一见钟情"过程才会开始。

犁鼻器接收的伴侣气味是高度个人化的。每个人都有自己的气味。大脑从这个气味中识别出了什么？目前还不清楚。

2016年，弗罗茨瓦夫大学的神经生理学家阿格涅什卡·索罗科夫斯基（Agnieszka Sorokowski）发现，大脑通过潜在性伴侣的气味来确定"这个人的激素水平以及应由皮肤微生物区系类别决定的自主神经系统的状态"。

简单来说，大脑会评价未来伴侣的健康状态、生存能力和生殖能力。但显然还有其他参数。

在进行第一项气味测试的时候，大脑就已经开始评价潜在性伴侣的外貌了。有趣的是，我们确实会知道大脑正在评价潜在性伴侣的外貌。但是我们不知道，大脑是依据什么样的原则来评价的。不同的人对性与外貌的考量是不同的。目前还不知道这里是否存在一个共同的原则。

但不论如何，如果外观得到认可的话，大脑就会进入到评价的第三步：口试。大脑会从智力和情感上判断这个人是否合适，它会确定你们的优势是否一致，你们有没有共同的爱好等。

如果这三项测试都成功通过了，大脑会发出调情的命令。我们的荷尔蒙工厂就会开始加倍合成爱的激素——苯乙胺、依恋激素——催产素、幸福和欢乐的激素——多巴胺、血清素和内啡肽，还有流入到血液中的性别激素——雄性激素和雌性激素。

那么，可以通过人工方式引发爱情，掀起荷尔蒙风暴吗？

这是完全可能的。只要你们久久注视着对方的双眼就足够了。

1989 年马萨诸塞大学的心理学家琼·凯勒曼通过实验证明，长久的眼神接触"完全可以引起你对另外一个人的爱意，就算你之前完全没有遇见过这个人也没有问题"。

148 名参与者两人分为一组，共 74 组参与了凯勒曼博士的实验。其中有 72 组感受到了彼此的吸引，只有两组没有没有感受到这种吸引。

而形成这种吸引最少仅仅需要 2 分钟的时间。

为什么在选择性伴侣时大脑不仅会评价这个人的外表，还会评价这个人与我们的情感或者智力的近似度呢？

这与大脑对未来的计划——建立家庭和延续子嗣有关。对大脑来说，性首先是一种繁衍后代的机制，所以，每个伴侣都不可避免地被大脑从婚姻观点的角度上考量一番。

有没有可靠的方法来避免选择朋友时发生失误呢？

这种方法非常简单。只需要降低错误的可能性就可以，那就是不要相信第一印象，不要急着做出结论。不要忘记，你对人积极或消极的第一印象是大脑按照最简单的原则形成的。这个印象可以被记录在意识中，但我们完全没有必要立即遵循它。

给自己一点时间，别急着去形成对人的态度。这样的话我们选择朋友的风险会小一些。

你可以观察一下，你在和什么样的人一起度过时间。因为这些人对生活的感觉和印象会严重地影响你的生活质量。

情感共鸣或同情并不是一种心理机制，而是大脑的一种物理性质，这种性质能够提供所谓的镜像神经元。

1992 年，意大利帕尔马大学神经学家首先在猴子身上发现了镜像神经元。如果第一个猴子吃香蕉或者坚果的话，第二个猴子看到了第一个猴子的行为，它的大脑中也会进行相同的过程。

之后在人体身上也发现了镜像神经元[①]。镜像神经元在人体中的任务是去重复其他大脑的感觉。如果有人告诉了你一件烦心事，你不仅会与他产生共情，还会尝试把这个经历分享给和你交谈的人。

所以，一直和消极的人在一起的话，你很难感到幸福。如果一直和谈论自己失败的人在一起的话，你也很难成功。

镜像神经元的最初功能其实是保证儿童通过模仿父母来进行学习的过程。

但是在成年人的大脑中镜像神经元依然存在并活跃着。它的任务是什么，为什么人成年后还需要它，目前还无法用科学解释。

[①] 加利福尼亚大学（University of California）脑部和认知活动研究中心神经生理学家维兰努亚·苏巴玛尼安·拉玛钱德朗（Vilayanur Subramanian Ramachandran）发现了镜像神经元。

第二十五章

如何开启大脑的直觉?

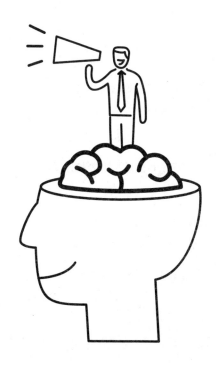

博特金教授只看病人从诊室门口到桌子边走的 7 米路就可以诊断出这个病人患的是什么病。他绝对是靠直觉做出这些诊断的，但是其中大部分也得到了证实。

据说，梅契尼科夫教授是靠直觉创造了免疫学。1882 年 12 月，一个安静的晚上，梅契尼科夫缓缓地将红色颜料粉末注入到海星幼虫体内。他发现一些漂浮的细胞吸收了这种粉末。

他突然产生了一种猜想，这种漂浮的细胞对任何外来入侵的物质，无论是颗粒还是病原菌，都会产生反应。

历经多年研究后，1908 年，免疫学理论获得了诺贝尔奖。但是这些研究只是证明了梅契尼科夫单单靠直觉就理解了的事情。

博特金和梅契尼科夫都未必承认他们使用了直觉。直到 20 世纪中叶，在任何一本严肃的科学刊物中都不会出现"直觉"一词。直觉被认为是深度迷信的体现。

20 世纪后半叶，大脑中的直觉和无意识过程才引起了科学家，尤其是心理学家和神经生物学家的兴趣。

一切都从本杰明·利贝特宣布人没有自由意志时开始。[①] 随后心理学家约翰·巴格（John Barg）、神经生物学家、诺贝尔奖获得者罗杰·斯佩里（Roger Sperry）、心理学家丹尼尔·卡尼曼（Daniel Kahneman）又对这个问题进行了进一步研究。

---

① 关于这一点，详见第九章《我们和大脑哪一个更重要？》。

直觉是存在的，它是大脑最重要的无意识工作机制之一，并且有着巨大的价值，这一点在今天已经没有任何疑虑了。

逻辑分析是要花费时间的。而直觉工作的速度很快，这在我们没有时间思考的紧急情况下非常有效[①]。

对这个问题，作家丹·米尔曼给出了非常清楚的解释："我们的大脑像一个有中心大厅和地下库房的图书馆。意识通常是在阅览室工作，也就是在和不完整的数据打交道。"

但问题在于，虽然我们的大脑努力给我们呈现直觉工作的成果，但它们依然不能为我们所用。

1994年安东尼奥·达马西奥用纸牌进行了一项著名的实验。

实验参与者们打牌赢钱。游戏规则很简单。参与者随机从卡组中抽出纸牌。所有的纸牌都被事先标记了某个金额，如果有的卡牌被抽出来，参与者就会赢得相应的金额，而有的卡牌被抽出来，参与者则应把上面标注的金额交给银行。

可以从两种颜色的卡牌中抽出卡片：蓝色或绿色。实验参与者不知道卡牌被做过特殊的标记。蓝色的牌面更加"危险"：这样的卡牌可能给你带来家财万贯，也可能给你带来惨重损失。而绿色牌面的纸牌会更加保险一些，但是它们也会偶尔给你带来损失。

经过一段时间之后，实验参与者们一定会明白，抽取绿色牌面的纸牌对他们更加有利：这样做的风险更少，赢钱的机会更多。

[①] 心理学家丹尼尔·卡尼曼（Daniel Kahneman）在《思考，快与慢》（*Thinking, fast and slow*）一书中研究了两种思维类型：快速无意识直觉思维或者是慢速有意识自觉思维。

直觉决定不仅比逻辑决
定更快，一般情况下也会比
它更正确。

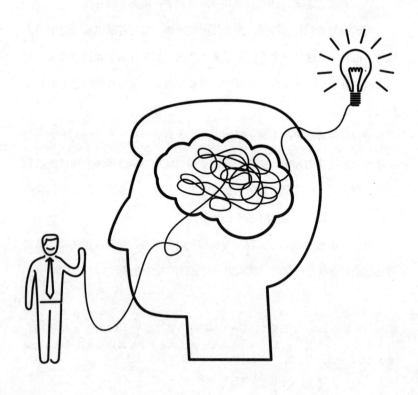

但是直觉理解这件事要比我们自己更早一些。实验过程中，固定在实验参与者手上的传感器显示，几轮游戏后，直觉会竭尽全力地阻止我们从更"危险"的蓝色卡牌中抽取卡牌。当实验参与者一拿起蓝色牌面的卡牌时，他的机体就会对这种压力做出反应。如果实验参与者拿起了绿色牌面的卡牌，这种现象就不会发生。

传感器的数据显示，使用直觉的实验参与者思考速度比使用逻辑意识的实验参与者的思考速度快5倍。但是，他们不会听到直觉的信号。

这里有一个和直觉相关的重要问题。当然，直觉式的解决方法通常是正确的，而且直觉确实会瞬间给出大量数据分析的结果。但是，如果我们在实践中不把大脑生产的直觉和普通的思维垃圾区别开的话，基本没什么用。

你可以试着在解决问题或必须做出某种重要抉择的时候使用直觉，那时你马上就会明白，这种转换的效率有多么低下。

本质上直觉判断是在无意识范围内进行的。也就是说我们不能评价，也不能理解直觉的动机，也无法重复进行对这种决策的分析，也不能向自己或者他人证明这种决策的正确性。

换句话说，在表面，也就是在意识层面上，直觉判断看起来和普通的思维没什么区别。

那它们之间到底有没有区别呢？

有没有某些标志可以准确地识别出直觉发出的信号？

当然有。首先，直觉不可以被"利用"。直觉独立于我们的意识控制，并且与我们的机体连接是单向的。

直觉可以向我们通知一些事情，而我们却不能有意识地使用直觉，不能在错过直觉之后再回来请求直觉的指引。

你正在考虑某种情况和问题的时候，哪个思维是你直觉的表现呢？答案是：任何一个思维都不是。

直觉和意识思维的工作方式基本大相径庭。直觉思维在必需的时候才会表现出来，而不是在我们于意识层面想要的时候才会出现。

当直觉的存在成为了一个科学事实之后，直觉信号的分类已经成为一种潮流。毫不夸张地说，近几十年各个国家的学者和专家们建立了数十种分类系统。[①]

但无论是哪种分类系统，最终都会把直觉归为三类，每种直觉都与自身信号的特殊形式有关，而这种形式就很好区分了。

"情绪"直觉是我们预见健康威胁（自己的或者自己家人的）、生活中不愉快的事，或者金融损失的能力。这种直觉形式是安东尼奥·达马西奥通过纸牌实验确定的。这种情绪直觉并不是思维，而是感觉。是无来由的焦虑、担忧和恐惧感，虽然这些恐惧原因不明，但它们是和具体的情景还有具体的人相关的。

另外，还有一种"智力"直觉，它发出的信号就是我们所谓的洞察力。也就是说，某种问题或者任务的解决方案会突然毫无预兆地出现在我们的意识中。智力直觉有时也被称作职业直觉，因为它表现在"工作"中，与解决学术性、创造性或技术任务有关，经常是一种无意识分析职业经验的结果。顺便一提，"洞察力"搞清楚的并不一定是全球性的重大发现，这个机制也能够处理经常发生在那些可以"感受到"正确决策的，或者发现

---

① 最常用的分类分别是阿根廷哲学家马里奥·邦德（Mario Augusto Bunge）1962 年提出的分类、美国精神科医生伊万·戈登伯格（Ivan Kenneth Goldberg）1983 年提出的分类、美国葡裔神经生物学家安东尼奥·达马西奥（António Dmásio）1996年提出的分类、英国心理学家盖伊·克拉克斯顿（Guy Claxton）在 2000 年提出的分类以及俄罗斯心理学家 A.S.卡勒明提出的分类。

失误的有经验的职业者身上微小的直觉问题。

最后一种直觉是生理直觉。这种直觉是通过生理的、身体的感觉来呈现的。发展这种直觉的人会通过生理感受，比如难受或者舒服、冷漠或者精力充沛等状态表现出来。最常见的生理感受和潜在的成就，或者没有达成的某种目的有关。

需要注意的是，所有这些情况涉及到的都是单向联系。我们无法预知这种直觉，它们是自行产生的。也不要对你的洞察力抱有期待，这种事确实是存在的，但是也可能不会发生。同样，这也和我们的生理感觉有关。

除此之外，所有的直觉信号都还有一个共同的特点。它们通常都没有什么来龙去脉。意识思维一般依赖于我们所在的位置、时间、与我们交流的人，或者现在正在思考的问题。而直觉并不需要这种依赖关系，因为它是无意识思维的结果。通常直觉的表现都是突然的、毫无缘故的，而且与你现在谈论的东西或者你在某一刻具体的想法是没有关系的。一般情况下，危险的直觉产生时，外部情况是安全的。奇思妙想也不是在我们绞尽脑汁思考某个问题时出现的，而是在我们绕过它去想其他东西时出现的。生理直觉的信号既不会和现实中的疲惫相关，也不会与能引起疼痛的状况相关。

那使用这些标志是否能够完全准确地识别直觉信号呢？

当然不能。现代人的惊慌程度非常高，这自然会引起较高程度的背景噪音。

由于你的大脑会频繁出现智力杂音 ①，听到直觉的声音并不是一件简单的事。

那时我们该怎么办呢？

———————————

① 关于如何安抚大脑的问题，详见第十四章《如何让大脑平静下来？》。

不要紧张，相信你的大脑。

你的大脑知道该做什么。理由越重要，直觉信号越强烈，越"大声"。

不要担心，如果你的大脑想要，你一定会听到大脑的这个信号，你会听到它的。

存在没有直觉的人吗？

直觉是我们的安全系统中一个非常重要的部分。每个健康的大脑都拥有直觉。但是有那种很难听到直觉信号的人。这通常是由高度的压力或频繁的紧张造成的。

除此之外，有一些人是倾向于用逻辑计算自己的每一步，并且只会在深思熟虑之后采取行动的理性主义者。对这种人来说，直觉使用当然更困难。

直觉决定和自发决定有什么区别？这些决定都是我们能够瞬间无意识接受的。

在我们遇到的大多数情况中，直觉决定是最正确的、最有利的、最安全的。自发的情绪决定通常是错误的。如何区分它们呢？要根据情绪背景来确定。我们会在十分明显的情绪背景下，比如特别伤心，或者是特别开心的时候进行自发决定。激烈的情绪会关闭我们的分析功能，也会阻止我们的直觉。

"智力"直觉发出的信
号就是我们所谓的洞察力。

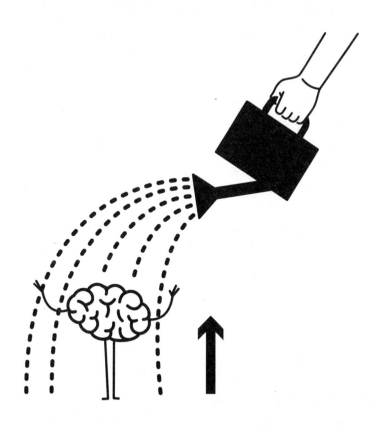

有没有人从没遇到过这种问题——从一个房间走到另一个房间之后，突然忘了要做什么？

大家都遇到过！在这种情况下，你会感觉到你的记忆像被诅咒了一样。但是实际上这里和记忆完全没有关系。

我们的大脑把门口当作"事情的边界"。每次经过门口的时候记忆都会进行部分更新，并且重新加载一遍。

美国圣母大学（University of Notre Dame du Lac）的学者们对"门口现象"进行了研究。他们成功地发现，门口是我们大脑的一个心理分区，这会使它无法保存在别的房间中形成的记忆。所以，问题的关键是越过限制和"框架"，而不是改变现有的情况。

第二十六章

如果大脑破坏了你的心情，应该怎么做？

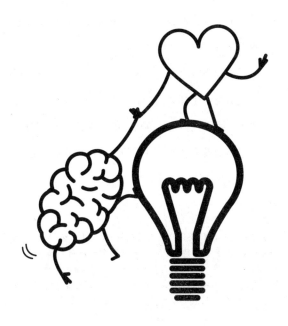

大脑总是在破坏我们的心情。

当你心情很好的时候，你会感觉这种心情持续不了太久。大脑肯定会找到隐藏着的让你失望的原因，一定会设想比现实中更糟糕的情况，或者它会发现，最近你发现的美好未来其实并不存在。

大脑是一个不可救药的悲观主义者。这在很大程度上与它几千年来积累的丰富经验有关。只有在每天遇到新的危险时，大脑才会建立行动机制，而一些好的改变都是短时的，并且具有迷惑性的。

从大脑的观点来看，对未来乐观就是危险的。大脑会预判较差的情况，它不会相信好事，还会怀疑好事背后暗藏了某种危机。

这是生存最好的手段。或者，确切地说，以前这是生存最好的战略。当然，虽然现代社会改变了，但是对于具有几千年工作经验的大脑来说，一两百年对它没有任何的影响。

如果你心情愉悦，大脑会认为，为了安全破坏掉它是自己的责任。

大脑怎么破坏我们的心情呢？非常简单。我们的情绪、感觉、心情或好或坏，属于生物化学范畴。负责情绪的分子叫作"神经肽"。[①]

世界上没有任何一件事情能够破坏我们的心情。因为破坏我们心情的并不是这些事情，而是大脑。

---

① 1975年，两位英国研究人员约翰·休斯（John Hughes）和汉斯·科斯特利茨（Hans Kosterlitz）发现了神经肽。而神经肽作为一种"情绪分子"的概念则是由美国国家心理健康研究所（National Institute of Mental Health）著名生物化学家和神经生理学家坎达丝·珀特（Candace Pert）建立起来的。珀特首次证明，我们的情绪和心情不是由外部或者刺激形成的，而是由我们大脑在这些刺激的作用下合成的物质形成的。

不愉快的事情本身并不会引起我们任何的情绪反应，引起消极反应的物质其实是由大脑对外部和内部的刺激释放出来的。

简单来说，实际上你不会经历任何或好或坏的情绪。你经历过的那些快乐或者是悲伤的效果，都是某种化学物质的释放引起的。

我们把这些效果称之为心情。

所以，不存在这种问题：为什么我们的大脑会有消极情绪呢？而是：为什么大脑会释放让我们悲伤的物质呢？

人们曾经普遍认为心情好是正常的，心情不好则是反常的，需要持续斗争的。这种被广泛接受的思维定式认为，心情应该是积极的，或者是平淡的，而不应该是消极的。

但完全不是这样。

心情由好到坏不仅是正常的，还是有实际意义的。

首先这和心情在一夜之间的变化有关。

通常，我们醒来的时候心情相对较差，白天的时候心情会变得好一些。

但是生物钟内部还存在其他的高峰和低谷。

心情最差的时候一天会出现两次：凌晨四点一次，下午四点一次。

心情最好的时段是接近中午或者黄昏的时候。[①]

这种生物钟有自己的意义。心情好的时候，我们会做出勇敢的计划。心情不好的时候，我们会将它们与现实比较，批判地对待它们，清醒地评估我们的能力。

结果我们会做出明智、现实、合理和可行的决策。

坏心情的功能是重要的，更是完全健康的。这些被我们称之为坏情绪

---

① 确切的时间依据个人的不同情况而定。

的状态，会使我们永远处在困惑之中，而且试图将那些不合常理的乐观幻想付诸实践。

当不愉快来临的时候，所谓的坏心情会把我们的注意力集中在不愉快的事情上，它会强迫我们对它进行分析，去深入探究这件事的原因。把这种结果保存到记忆中去是非常重要的，如果类似的情况再次发生的话，这种结果就会发挥作用。① 如果没有这种机制的话，我们就不能意识到危险的靠近或者理解这些事情产生的原因，我们就会一遍又一遍地确认危险或者是不愉快的事情。

但很好理解的是，无论生活中的心情是好是坏，它们都处在一个平衡的状态中。如果你感受到的坏心情比好心情多，就意味着这个平衡被破坏了，你的大脑出于某种原因经常分泌不良的情绪激素。

为什么会发生这种情况呢？

最常见的一个原因就是对我们所出现不良情绪的过度挖掘。

从前人们认为，如果一件事经常发生，为了恢复糟糕的心情，重要的是找到它发生的原因，才能消除童年的创伤，或者发现消极的行为模式。但现在，另一种说法正在逐渐证明自己的有效性。

我们下意识想到的问题，在我们的大脑中产生的作用并不比外部事件少。所以我们越是注意坏心情，越是去分析它们，坏心情出现得就越频繁，持续得也越久。

几年间，加州大学伯克利分校至善科学中心（Greater Good Science Center）神经心理学家里克·汉森领导的研究小组一直在对这种效果进行

---

① 分析消极事件产生的原因和在长期记忆中的储存问题是大脑安全系统的一个非常重要的部分。关于这一问题，详见第一章《如何让大脑忘记不愉快的事情？》。

研究。① 汉森对研究结果这样说道："大脑积极情绪管理区域的发展，会像加强肌肉一样促进我们的神经联系。消极情绪也是一样的，如果你总是去想那些让你烦恼的事情，主要负责消极情绪的小脑杏仁核的敏感度也会增加。"

简单来说，你越是去想好的事情，你的感觉越好，你越是注意消极情绪，你越会经常感到不开心。

上面提到的结论非常简单，如果没有严重的心理问题，最好不要无止境地去寻找心情不好的原因，而是要有意识地去把它们转换成可以接受的积极事件。② 当你无法做到的时候，只需要将注意力转移到与负面情绪无关的任何其他事物上就可以了。

尝试是非常有用的，而且如果你不了解心情不好的原因的话，不要担心坏心情还会回来。就算心情又变坏了，也不要浪费时间，再试一遍这个方法吧。

第二个会频繁引起坏心情的原因是信息过量。现代社会中信息就像熨斗一样把我们从头到尾熨一遍。

而且，这没什么好奇怪的。

我们面对的问题并不只是简单地获得信息，而是非常具体的问题：获得矛盾的消极信息。

大脑一直不间断地担心着我们的安全。就算我们自己做出了结论，大

① 研究在 20 世纪 90 年代末进行。2009 年里克·汉森（Rick Hanson）在《佛陀的大脑》（Buddha's Brain）一书中写道如何摆脱内心的焦虑和压力，保持积极态度。
② 更多关于这个问题的有效方法，可以参见心理学家马丁·E. P. 萨里格曼的著作《活出最乐观的自己》（Learned Optimism: How to change your mind and you——Martin E. P. Seligman）。

坏心情的功能是重要的，更是完全健康的。这些被我们称之为坏情绪的状态，会使我们永远处在困惑之中，而且试图将那些不合常理的乐观幻想付诸实践。

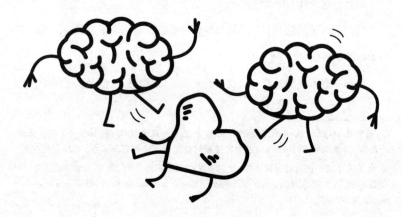

脑也会把任何的消极信息记录下来并对这些消极信息进行分析。大脑这样做，首先是为了弄清楚任何会产生不愉快或者是危险的情况的标志。大脑认为，这样做的话它能够提前预知危险和烦恼的靠近，从而避免类似的情况发生。

几千年间大脑的这个机制运行得非常完美。首先在日常生活上它能够完美运行，想象一下，如果你听到了某人出车祸的消息，大脑首先会分析这个消息，发现这种危险情况产生的原因：这个人是因为过马路的时候闯红灯才出了车祸。然后晚上，你睡觉的时候，大脑会把这件事作为一种重要信息保存到长时记忆区域，在下次你过马路的时候，它会提醒你这个事故，或者就直接忘掉了这件事。问题在于，我们现在获得的消极信息数量，远远超过了我们的日常水平。这种信息大多是充满矛盾的。大众传媒、社交网络以及新闻频道中的大量评价、解释、辟谣和修正都向我们无止境地展示同一个消极事件或令人不愉快的新闻。

这里又会产生其他的问题。为了消除消极信息，大脑必须在信息中找到逻辑关系来消除矛盾。如果大脑没有消除矛盾，它就会陷入一种"无法保存也无法忘记"的状态。它不会在消极信息的记忆中把这条信息作为无用信息删除，也不会把它变为有用的信息储存起来。

大脑在被消极信息搞得晕头转向的时候，它就是在一遍一遍地试着分析消极信息。

这时它会释放出那些引起我们心情变坏的物质。

那么，现在大脑多久会产生一次这样的情况呢？这种现象对大脑来说是非常频繁的，基本一直都会出现。如果你看新闻，在社交网站上浏览投稿，你每天都会大量接触到那些在某种程度上存在矛盾的消极信息。

那应该怎么做呢？只有一个方法可以解决这个问题：下意识地减少你

获取的消极信息的数量。这件事并不像看上去那么复杂。你只需要问问自己，你接触到的新闻或者是大众传媒上的文章中有多少消息确实是对你有实际意义的。

最好的情况是，你接触到的信息中只有10%—15%是有意义的。这意味着，最大程度地减少所接触消极信息的总量不会对这个数量产生任何影响。

有没有一种方法能够很快调整我们不好的心情？

有。当你心情不好的时候，跑步半小时就足以完全消除这种不愉快的心情。在有氧环境中大脑会合成内源性毒品，也就是内源性鸦片和内源性大麻素。它们融合起来就能够很好地消除消极情绪和忧郁状态，给我们带来快乐的感觉。

如果因为某些原因无法跑步半小时，水也能够发挥作用，可以试试去河边，去海边散步，泡个澡，或者就简单地冲个澡。

最后，可以使用专门的方法改变心情，例如下文中提到的汤姆金斯法和夏皮罗法。

当坏心情经常出现，靠自己的力量又无法消除它的时候，应该怎么办呢？

这时就应该去看医生了。频繁心情低落可能会是荷尔蒙失调、甲状腺疾病、躁郁症和其他疾病的症状。

另外坏心情也可能是心理问题的结果，例如你自己、你的父母，还有那些亲戚给你造成的心理伤害。还有所谓的跨代效应，这种效应会传到几代人之后。如果你或者你的父母生于某个苏联国家，你会有很大可能受到这种跨代伤害。

如果这种坏情绪持续好几天的话，你最好去向专家寻求帮助。

汤姆金斯法

想哭的时候就微笑吧。

这句话不是玩笑，而是真理。微笑可以改变你的心情。因为好心情和微笑之间的联系是双向的。我们心情好的时候会笑，相反，我们笑起来的时候，心情也会变好。如果笑，那就用力笑吧，这样你的面部表情就能改变你的心情。[1]

夏皮罗法

把大脑从消极情绪中解救出来的最有效的方法之一，就是 1987 年美国心理学家弗朗西斯·夏皮罗发明的通过眼部移动来转换心情的方法。

有方向、有频率地移动眼部能够激发大脑神经元网络，并且帮助大脑快速处理消极信息。

夏皮罗法可以用于消除创伤后应急障碍的并发症，也可以用于在日常生活中消除坏心情。

散步的时候做这个方法最简单。散步时应该保持安静，不要去和人交谈，也不要戴着耳机听音乐。要看着四周，但是不要回头看，这很重要。保持这个节奏：看一步走一步。看右面走一步，看左面走一步，看上面走一步，看下面走一步。

---

[1] 反向联系模仿假说首先是由美国心理学家希尔文·所罗门·汤姆金斯（Silvan Solomon Tomkins）于 1962 年提出的。之后在恩斯特·盖尔霍恩（Ernst Gellhorn）和卡罗尔·伊扎德（Carrol Izard）的著作中取得了理论支撑。这一理论的核心在于，人在尝试想象这种情感的时候，也会无意识地开始经历这种情感。来自外部情绪的反向联系会转化为情感的感觉和意识。

重复这项练习5到10分钟之后，你的消极情绪就会不翼而飞了。

"过去的事情已经搞清楚了——这种错觉是由对未来的预测错觉和控制错觉产生的。"

《思考，快与慢》（*Thinking, Fast and Slow*, 2011年），丹尼尔·卡内曼（Daniel Kahneman），心理学家，诺贝尔奖获得者，普林斯顿大学（Princeton University）。

第二十七章

为什么大脑要这样
欺骗我们？

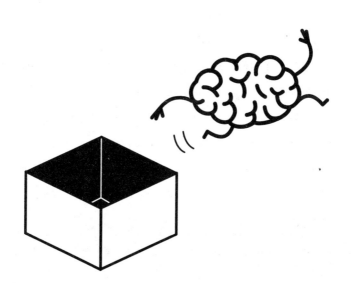

1971 年 2 月，美国开始了 Bright Tunes Music 与 Harrrisongs Music 之争。代表音乐家罗尼·迈克[1]利益的唱片公司 Bright Tunes Music 宣布哈里森[2]的作品 *My sweet lord* 剽窃了迈克的作曲。

哈里森坚持表示他没有抄袭，但是他的作品确实和马克的 "*He's So Fine*" 十分相似。

五年后，法官理查德·欧文才同意 "在乐谱上这两个曲子确实一致"，并判定哈里森要支付 160 万美元的 "意外借用费"。

虽然这种 "意外借用" 听起来非常奇怪，但是这种说法实际上是符合我们大脑的工作机制的。

我们的大脑能够骗人，也能够偷东西。而且它会做得让人神不知鬼不觉。

意外借用，其实就是大脑偷走了另一个人的智力，另外还有一个专门的术语 "潜在记忆" 可以用来描述这种现象。

1874 年的时候，瑞典心理生物学家佛罗伦就开始这样描述 "意外借用" 或 "潜在记忆"："还有一种大脑骗术，人们无法识别它里面的信息来源。"

大脑在偷东西的时候是这样做的：开始它会让你想起你曾经在某处听到或者看到的东西，然后把它送到长时记忆中去。然后，当你努力想起有关这个主题或者这个想法的一些类似的东西时，情况好一点的话，大脑会

---

① 罗尼·迈克（Ronnie Mack）本人当时已经不在人世了。

② 乔治·哈里森（George Harrison），英国著名吉他演奏家，歌手，著名乐队披头士成员之一。

从最善良的动机中给你悄悄传达一些从前听过的或者保留下来的事情，那时我们会这样想：既然这样，我们还有什么可为那些已经存在的事物苦恼的呢？

此时我们不会产生任何的怀疑，因为对你来说这种感觉和日常的创造过程是没有任何区别的。

那么这种情况会多久发生一次呢？其实它比我们想象中要更常发生。无意识的借用是一种在音乐和文学中十分广泛的现象。[①] 纳博科夫也借用了德国作家海因兹·冯·里奇伯格笔下的"洛丽塔"形象，并且他还把这个形象变成了女主人公。[②]

剽窃他人的想法是我们大脑制造的各种各样的谎言之一。而且，大脑的这种行为还并不是一次性的。大脑偷去别人的想法越多，就越喜欢为我们创造那些虚假的回忆。

不管你的记忆有多好，你都可以特别肯定地说，在你的回忆中有一个明显的区域是负责现实中从来没有发生过的事情。因为人人都会有虚假的回忆。这是很正常的现象，与记忆力减退或者脑功能受损无关。

比如，你还记得在你很小的时候发生的事情吗？你还记得你的第一个玩具是什么吗？或者，你还记得你躺在母亲臂弯里的感觉吗？

---

① 当然，这不意味着任何一种抄袭都是无意识借用。在音乐和文学中也有非常多的故意"借用"。

② 1916年德国作家海因兹·冯·里奇伯格（Heinz von Lichberg）发表了小说集《被诅咒的乔康达》（Die verfluchte Gioconda）。其中一篇就是讲述了一位中年男子爱上了诱惑他的未成年少女的小说——《洛丽塔》。弗拉基米尔·纳博科夫的小说《洛丽塔》发表于1955年。研究者们至今还在争论这篇小说的性质。关于此事有两种观点。第一种观点认为纳博科夫从来没有听说过里奇伯格的作品，所有的相同之处都是偶然。第二种观点是认为纳博科夫曾经读过这篇小说，然后把它完全忘掉了，几十年后使用了记忆中另一部小说的细节，写出了自己的洛丽塔，但他本人并没有意识到这属于借用行为。

大脑在偷窃的时候是这样做的：开始它会让你想起你曾经在某处听到的或者看到的东西，然后把它输送到长时记忆中去。

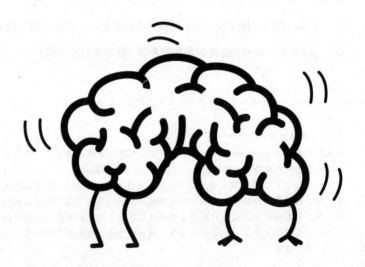

如果是的话，这对你来说就是一件新鲜事。因为孩子的大脑在三岁之前是无法形成并保存长期记忆的。同样，一些童年后期的记忆也无法被保留下来。

形成虚假回忆的机制非常简单。如果有人告诉你你小时候发生的故事，大脑不会把它记录为某个人讲述的故事，而会把它当作你的个人记忆。

要知道这些故事是真实的！故事中会有你非常熟悉的某些细节。例如，你熟悉的照片，同样的水手服或者带绒球的贝雷帽。或者是房间内的摆设：当时的杯子现在还摆在橱柜里。

当父母说起我们童年发生的某件事情的时候，他们都会说："你记得吗？你应该记得！你想一想！"

我们的大脑在听到"回忆"这个词的时候，其实也应该在回忆这件事情。这样一来，这件事情就作为你的个人回忆被送去储存了。

这种现象发生在你的父母和你讲述与现实完全无关的故事的时候。

确实，你的记忆很容易就会被伪造。

1995 年，美国认知心理学家伊丽莎白·洛夫特斯进行了一系列关于应用虚假回忆的实验。[①]

实验的参与者是大学生和他们的父母。心理学家提前通知参与实验的大学生的父母，让他们给自己的子女讲几个他们小时候的故事，其中有几个是真实的，但是必须有一个是虚构的。比如："你小时候有一天在大超市里迷路了。你很害怕，但是最后还是被好心人送到了父母身边。"

---

① 伊丽莎白·洛夫特斯（Elizabeth Loftus）把自己多年间的研究成果写成了几部作品，包括：《辩方证人：一个心理学家的法庭故事》（ Witness for the Defense; The Accused, the Eyewitness, and the Expert Who Puts Memory on Trial Loftus ）、《创造虚假的记忆》（ Creating False Memories ）、《当心！你的记忆会犯罪》（ The Myth of Repressed Memory，与凯瑟琳·柯茜（ Katherine Ketcham ）合著 ）。

之后在实验期间，心理学家也请学生们回忆了童年的某些事情。

25%的学生都"回忆"起来他们小时候是怎么在商店里走丢的！而且，他们在故事中增加了一些细节。他们真的想起了这个故事。

后来不同的专家都使用洛夫特斯的这个方法进行了实验。

而且他们使用的不只是儿童时期的记忆。2002年，明尼苏达大学心理学家加德纳·林西成功在50%的实验者身上制造了坐热气球飞行的虚假记忆。

洛夫特斯认为，我们越相信给我们讲故事的人，我们的大脑越有可能把它私有化，把它变成自己的回忆。

为什么我们的大脑面对类似的谎言毫不愤慨呢？它真的知道发生了什么，没发生什么吗？

不是的，并非如此。

大脑会创建虚假的回忆，很大程度上是因为它在原则上不太能将想象与现实区别开来。

美国神经科学家乔·迪斯潘扎研究了大脑对真实和虚构事件的反应。他进行了一项实验：他选择了两组不会弹钢琴的志愿者。第一组每天用两个小时学习弹钢琴。第二组只是看第一组的动作，在思维上重复这些动作，并且想象着他们也在弹钢琴。

两个月之后，实验的参与者们进行了断层扫描仪的扫描。扫描结果发现，所有参与者的大脑，包括那些在思维中弹钢琴的人的大脑，都产生了新的神经元连接。

可以看出，实际上大脑对现实和想象事件的反应是一样的。

大脑之所以会很轻易地形成虚伪的回忆，是因为它的秩序倾向。从童年时代开始，大脑就会按照模板处理好、收集好全部的记忆。大脑一接触到新事物时，就会将信息加载到记忆中。我们看过的每幅画上都会有大脑的签名，闻过的每种气味也都会被大脑标上标签。

当你遇到某个大脑已经了解的事物时，它会知道这个气味、这段旋律，或者这个画面。那如果你一开始就看到了这个东西呢？那时你的大脑会将这幅画面、旋律或味道分解成"组成部分"，并且尝试从自己的模板中集中选择类似的物质。

当你第一次看到荔枝的时候，大脑会告诉你，这个水果闻起来像草莓，味道像菠萝。而如果你看到了一只长着鸭嘴、海狸尾巴和鼹鼠爪子的水獭，大脑会马上让你想起面前的这个生物是鸭嘴兽。

大脑面对回忆时也是一样的。如果某些地方出现了逻辑误差或者与模板不一样了，就必须要对它进行弥补。

如果没有合适的真实回忆，大脑会很高兴地制造出一种虚假的回忆，看一看自己的工作，然后放松下来，长出一口气，告诉自己：现在所有的事情都搞清楚了，没有任何的矛盾了。

不管在什么时候大脑都不会往你的虚假记忆中偷偷放入奇妙的细节或者不太可能发生的事件。它会从自己的收藏馆中挑选出合适的、令人期待的、可靠的、相符的模板。所以，这就是为什么虚假回忆对我们来说完全不是虚假的，而且会被我们看成是现实中发生过的事件。

大脑不止会制造虚假的回忆，还会制造真实回忆的虚假细节。

例如，你想一想你小的时候是怎么学会骑自行车的。你记得是谁给你买了自行车，又是谁教你骑自行车。这个人是你的哥哥还是爸爸，你记得他当时穿了什么颜色的衣服吗？

如果没有，你会感到紧张，可是你的大脑一定会回忆起来的。

也可以不去努力地回忆它。因为你的哥哥或者爸爸一定是穿着什么的！他会光着身子教你骑自行车吗？不会的！

那我们的大脑会怎么做呢？

它会疯狂地在记忆中搜寻，如果没有找到需要的回忆，大脑就会使用它从家庭影集中拿到的黑白照片作为合适的图像。

你马上就会"回忆起"一切了。这个穿着格子衬衫教你骑车的人就是你的父亲。

那衬衫是什么颜色的呢？

"等一下，"大脑说，"马上我们就会把衬衫涂上颜色了！"

大脑会选出最合适的、符合当时衬衫样子的颜色。

虚假回忆或者虚假回忆细节的问题在于，它们看起来是绝对可信的。否则，从消除大脑工作中的矛盾和思维定式矛盾的观点来看没有任何意义。大脑会仔细检查每个虚假细节的合理性。

当然，如果虚假回忆不合理的话，不仅无法消除逻辑矛盾，还会增加新的矛盾。

既然这样，有没有方法把虚假的回忆同真实的回忆区别开呢？

没有。就算是测谎仪也不行。因为对你来说这些回忆都是绝对真实的。

当然可以试着寻找证人。但是这其实并没有什么效果，因为证人提到的一切都是他的大脑所形成的事件。而这些事件与你实际接触到的真实事件相距甚远。

20世纪70年代，伊丽莎白·洛夫特斯进行了一项著名的实验，揭示了证词的真实价值。实验中先给参与者们展示了一段交通事故的视频，然后向参与者们提出问题，让他们说出发生事故的汽车是以多快的速度行驶的。

结果显示，参与者对速度的评价取决于实验员在提问时使用的单词。

如果实验员使用了"相撞"这个单词，证人就会认为速度比较低。如果实验员说的是"撞毁"这个单词，证人就会认为速度比较高。①

一周后，所有的"交通事故证人"又被重新提了一遍这个问题。那些听到"撞毁"这个词的人都能够坚定地回忆起来其中一个车的前挡风玻璃碎掉了。但实际上，视频里一块碎玻璃也没有。

伊丽莎白·洛夫特斯在一次演讲中说道："回忆就像维基百科一样。你可以编辑它，但其他人也可以编辑它。"

好消息是有一个方法可以弄明白所有的虚假回忆。首先，可以尽可能深入地、努力地回忆所有的细节。

例如，你可以对你自己说：注意！你记得你小时候在商店迷路了吗？

"你想变得更善良吗？那就在脑细胞中增加加压素 V1A 受体附近微卫星 RS3② 的长度吧。"

《人类进化·第 2 部：猿猴，神经元和心灵》，2011 年，亚历山大·马尔科夫，生物学家和兽医学家，莫斯科国立大学教授。

① 译者注："相撞"，俄语：столкнуться，此处强调两车相遇，发生撞击这一动作。"撞毁"，俄语：разбиться，此处强调两车发生事故造成的毁灭性结果。
② 译者注：加压素：一种抗利尿激素，多数天然存在，通过垂体后叶释放，因其具有收缩血管的作用故取名加压素。微卫星：短串联重复序列，是一类广泛存在于人类基因组中的 DNA 多态性基因座。

大脑不止会制造虚假的
回忆，还会制造真实回忆的
虚假细节。

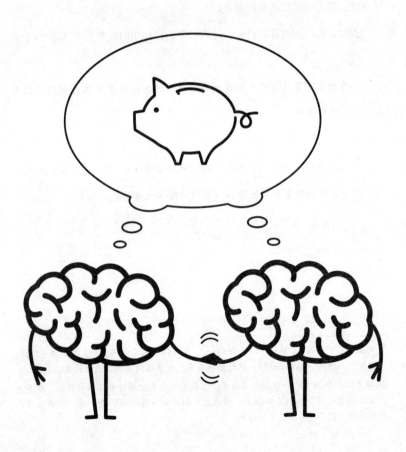

第二十八章

如何让大脑入睡？

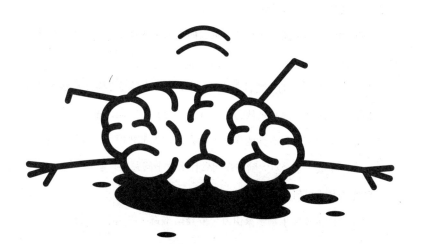

我们睡觉，既不是因为我们需要保持平静，也不是因为我们的肌肉需要休息。

我们睡觉是为了不在夜间打扰到我们的大脑，让我们的机体能够进行诊断、维修和恢复工作。

我们睡觉是为了大脑能够在我们的记忆中开展大扫除——丢掉那些不必要的、多余的信息，清理我们一天中看到的、听到的、闻到的无数个图片，声音和气味。想一想，如果我们经常失眠，我们就会被大脑弄得非常混乱。当大脑清除掉一张无用的图像时，我们已经看向窗口，加载了五十个无用的新图像了。

我们睡觉是为了让大脑能够把一天内我们得到的东西按照级别分类，从临时文件夹中把将来可能对我们有用的东西放到更重要的文件夹里面去。大脑的工作像一个淘金工一样：白天，他挖掘着成吨的岩石；晚上他则去筛分这些岩石，来寻找金子。

简单地说，你不能让大脑去睡觉。而大脑会让你睡觉，以免你打扰它的工作。

睡眠时间对大脑的重要性是在 19 世纪末，也就是距今 100 多年前被发现的。在此之前，睡眠被认为是一种慢性死亡的时期，睡眠时人类的身体中基本不会发生任何有趣的变化。所有的过程都暂停了，或是减速了。没有一个医生或学者会对大脑在夜间做什么这个问题感兴趣的。

睡觉有什么可研究的呢？

最初是由俄罗斯生物学家伊万·罗曼诺维奇·塔尔哈诺夫的女学生玛

丽亚·马纳塞西娜把睡眠当作一种生理现象来研究的。

马纳塞西娜进行了在今天看来绝对不人道的实验。她对幼犬进行了实验，目的是确认睡眠不足或营养不良哪一种对小狗产生的危害更大。马纳塞西娜的实验结果成功证明了睡眠不足对小狗的危害更大。

睡眠比饮食更加重要。俗话说"宁可吃不饱，也不要睡不饱"，这是正确的。因为睡眠不足的后果不是嗜睡，不是精神错乱或者是思维过程受到干扰，而是由它引起的健康问题。[①]

晚上大脑会启动"清理系统"：它会清除体内包括破坏神经细胞的有毒物质在内的垃圾物质。"大脑有毒物质清洁"系统，也就是大脑淋巴系统，在 2012 年被发现。[②] 神经生物学家把它称作大脑的排毒系统。

这个系统的工作经常由于睡眠被破坏而发生故障。因为一旦睡眠被破坏，大脑就没有足够的时间去清理所有的垃圾。

研究团队的领导人之一，神经生物学家杰弗里·伊利夫认为，不能及时清除的有毒废物，尤其是淀粉样蛋白，会破坏脑细胞并且引起阿尔茨海默病。

为了使大脑排毒系统能够正常工作，一定要让大脑有充足的睡眠。

清醒的时候我们的内部器官会以自动模式工作：我们呼吸着，心脏跳动着，胃部也在消化着食物。但是为了让我们所有的器官都能够正常工作，大脑晚上会对"设备"进行检测和预防性维修。这被称作"内科检查"。这项工作的意义重大，它决定了我们的生活。所以大脑在分析内部器官的

---

① 数据来自密歇根州底特律的亨利·福特医院研究中心（Henry Ford Hospital, HFH）的睡眠障碍中心。

② 罗切斯特大学（University of Rochester）、石溪大学（Stony Brook University）和奥斯陆大学（University of Oslo, UIO）三所大学的学者们参与了这项研究。

状态时，不应该被任何事情分散注意力。只有在睡眠时，大脑才不会受到外界信息刺激。

睡眠时我们的大脑会更新血液和组织细胞，同时将血压和血糖维持在正常水平，治愈伤口和皮肤创伤，如果骨折的话，会形成骨痂，激活免疫系统来与疾病做斗争。

一些物质只有在睡眠中才会生成。例如，可以促进人体成长的生长激素。这种激素的主要任务是增加儿童和未成年人的肌肉质量。俗话说：小孩子在睡觉的时候长身体。这是非常正确的。在成年人身上这种激素会让皮肤变得光滑，减少皱纹，体重也会减轻。[①] 生长激素负责分解我们腹部储存的脂肪和合成蛋白质。蛋白质是我们肌肉的重要组成部分，同时还能够更新皮肤和组织。

小孩在睡觉的时候长身体，大人在睡觉的时候变瘦变美。

当然，睡觉的时间越久，睡得越深越好。有超过 90 种不同类型的疾病与睡眠有关。但也许，睡眠不足最主要的害处并不是疾病，而是因为这些无意识的行为让大脑不能得到充足的休息。

那些我们经常遇到的问题只是因为我们在阻止大脑入睡。首先，我们在睡觉之前都会一直给大脑不断提供各种新的印象和信息。如果大脑没有入睡，它是不能对这些新的信息进行分析的。

大脑正常入睡的主要条件是：不再出现新的阻止它入睡的紧急任务了。

为此在入睡状态和清醒状态之间设置专业"缓冲"区域是十分必要的。我们习惯把一天分成两个部分：清醒和睡眠。但是实际上它应该由三个状态组成。第三部分，也就是所谓的缓冲区，是清醒和睡眠状态之间的过渡

---

① 生长激素不足和体重过度增长的关系是在 1991 年被发现的。

地带。这个部分的时间大概在 45 分钟到 2 个小时。

对缓冲区有两个十分难做到，但又非常基本的要求。

首先要做到的是关掉手机。无论你的工作或者私人日程安排有多忙，睡觉前四十分钟关掉手机也是完全可以实现的。而且是合理的。如果你睡眠不足的话，你损失的会比你深夜工作所得到的要多得多。

第二点就是远离社交网络。

这两点要求都认为，在缓冲区中控制所获得的信息是非常重要的。社交网络或者工作交际会让你完全失去这种控制权。因为在任何时候你都可以获得引起你重大情绪或者是智力反应的信息，这些信息会强制大脑对它们做出反应，从而阻碍大脑入睡。

缓冲区是情绪和智力的"黄昏"。在这里没有任何鲜明的情绪，色彩和印象。

而我们的任务首先是控制那些已经获取的信息，然后用这种控制来让我们不再去获得任何鲜明的信息。

在缓冲区中最好不要看严肃的、晦涩的电影，也不要读严肃的散文。你可以找一点轻松的、没什么意思的、不会刺激思维和感觉的事情做。

我们大脑的结构使它会更多地关注那些"未完成"的事情。如果睡前突然塞给大脑新的印象、新的担忧和新的想法，直到这个分析结束之前，它都无法入睡。

对当天没完成的事情也是同样的道理。未完成的事情就是你需要继续考虑的，并且会因它们而产生情绪的事情。

想要以理想状态开启新的一天的话，最好在躺下睡觉之前，也就是在缓冲区阶段就想明白、弄清楚所有的事情。比如，你可以去散散步，整理一下思绪等等。

如果某件事情没有想明白，大脑继续让你立刻去解决某件全球性问题，或者搞清楚自己的感觉的话，你要坚定地对它说："我明天再想这件事情！"

这么做会让事情有条理地完成，它比简单地消除某种思想或感觉要好得多。

帮助大脑完成一天工作中尚未结束的工作最有效的方法之一，就是进行所谓的睡眠仪式。大脑对重复的习惯性仪式、程序和传统是非常尊重的。

睡眠仪式是你在躺下睡觉之前完成的几个动作。最好每天在同一时间完成。这种动作可以是短暂的冥想，散步一小会，喝一小杯特殊味道的茶或者选择任何一种其他的你每天睡觉之前能够重复的平静活动，但不包括洗漱和睡前的护肤工作。①

这种仪式可以用于缓冲区开始或结束的时候。连续重复几天，你的大脑就能够习惯用这些活动来结束白天的活动，那些剩下的没有来得及想的或者没有来得及处理的事情都会推到明天做。

同样，因为要防止任何外部的刺激，卧室中的黑暗和安静是十分重要的。传统上认为，声音会影响睡眠。但其实，哪怕是很微小的光照也会对睡眠造成很大的损害。

这是因为，大脑中的睡眠激素，也就是褪黑素的生产与时间无关，而与光照程度有关。所以就算是卧室里最微小的光源，包括小夜灯和手机屏幕的微光都会严重影响我们的睡眠质量。更不要说窗外的路灯，或者隔壁房间的亮光了。

只关闭卧室里的灯具、小夜灯、手机和所有发光的东西是不够的。保持睡眠环境的绝对黑暗有两种方法：可以挂上遮光帘，也可以上专门的眼

---

① 当所进行的活动没有实际目的时，睡眠仪式会很好地发挥作用。

罩来防止亮光。

在这种环境中睡过一次之后，你会马上有不一样的感觉。

是否可以缩短我们的睡眠时间呢？

不可以。从技术上来说，可能会有许多不会造成生理后果的缩短睡眠时间的技术。但是现实中减少睡眠对大脑和整个身体完全没有影响是不可能的。睡眠是我们身体的一个非常复杂和重要的过程。另外，缩短睡眠时间也是不合理的。用这种方式赢得的几个小时获得的东西和睡眠不足给你带来的损失无法相比。

酒精可以助眠吗？

许多人都把酒精当作轻度安眠药使用。一杯葡萄酒或者白兰地确实会帮助你入睡。但是 2 — 3 小时后，酒精就起了与助眠完全相反的作用——刺激作用。睡眠会变得十分短暂，入睡也会很浅。

酒精会帮助入睡，但也会干扰你的睡眠。

有简单的入睡方法吗？

最简单和最有效的方法就是：保持有节律的呼吸。

吸气，呼气。再重复很多遍。

还有一个有效的呼吸练习：4—7—8。用鼻子吸气 4 次，接着屏住呼吸，慢慢数到 7。然后用嘴呼气 8 次。这种呼吸运动可以舒缓和减慢心率。

另外，这种练习也能够让大脑很好地平静下来。闭上眼睛，不要紧张，闭 10 秒钟眼睛。然后睁眼，再闭眼 10 秒钟，自己计算时间。这样做大约五分钟时间就能够很好地放松大脑了。

这种练习能够让我们完全放松下来，也不会让大脑启动"思维混合器"。

缓冲区是情绪和智力的"黄昏"。在
这里没有任何鲜明的情绪、色彩和印象。

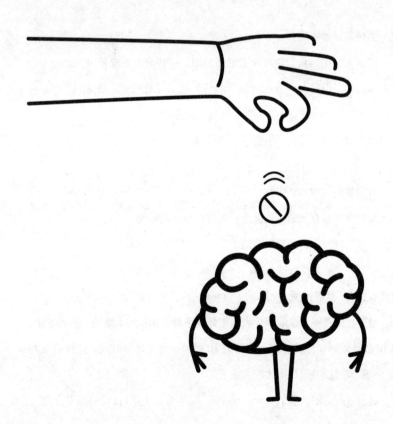

关于大脑还有
哪些是我们不知道的？

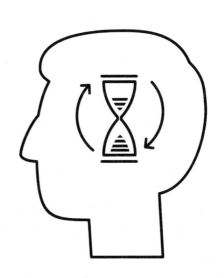

我们不知道大脑在哪里储存记忆，因为大脑中不存在记忆器官或者是记忆中心。

我们不知道为什么大脑需要这么庞大的记忆容量。一般认为，大脑可以储存约一千万字节[①]的信息，相当于 3 千万小时的电视剧。这种数量足够储存 25 个人一生中接触到的连续的、漫长的、完整的信息。如果我们的生命只有一次，为什么大脑还需要这么大规模的记忆呢？

我们不知道为什么做梦，梦境到底是怎么出现的？它有什么意义呢？谁给大脑写出了这些无聊的夜间影片？为什么大脑会给我们看这些东西呢？

我们不知道意识的功能是什么，而且如果大脑没有意识也能很好地工作的话，它为什么会需要意识。每天大脑收集的 1100 万个位[②]的信息中，只有 40 个位的字节要经过意识层面的处理。[③]

我们不知道我们拥有多少自由意志。我们可以在意识层面上进行有意识的选择，还是说我们只能做出大脑已经做好的决定？

[①] 字节（英语：byte）——储存和加工信息的单位；电脑一次处理的二进制位的总数。现代计算系统中一个字节通常 8 位长。

[②] 二进制位（英语：binary digit）——信息数量的计量单位。信息的一个位就是可以取两个意思的符号或信号：打开或关闭，是或否，高或低，充电或不充电；在二进制系统中可以用 1 或 0 表示。

[③] 出自曼弗雷德·齐摩尔曼（Manfred Zimmermann），海德堡大学心理研究所（Ruprecht-Karls-Universität Heidelberg），《人类心理学》（Fundamentals of Sensory Physiology）中《感觉系统的神经心理学》（Neurophysiology of Sensory Systems）这一章节。

我们不知道为什么有时大脑会自己战胜最重的疾病（自我缓解，自我修复的现象），而有时大脑却不能战胜很轻的疾病。如果大脑自己能战胜癌症的话，那为什么它不能克服流鼻涕呢？

我们不知道意识在哪里，以及大脑中是否存在完成这些功能的中心。

大脑研究中目前最大的并且将会一直存在的问题就是：我们在用大脑研究大脑。